P9-BZW-799

20 respuestas para
cáncer de mama

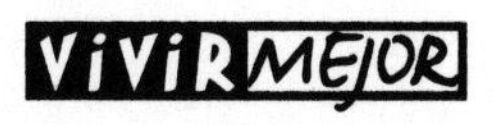

20 respuestas para cáncer de mama

Dr. Gerardo Castorena

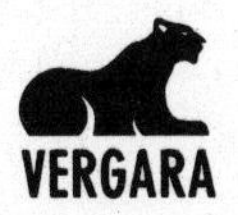

México DF • Barcelona • Bogotá • Buenos Aires • Caracas • Madrid • Montevideo • Quito • Santiago de Chile

20 respuestas para cáncer de mama
Primera edición, septiembre de 2010

ISBN 978-607-480-100-2

A Adrienne, por ser mi motor, mi guía,
mi confidente, mi consejera, mi mejor amiga
y mi compañera. Te admiro porque nunca
te das por vencida. Eres mi inspiración.
Sé que el tiempo que dediqué a este libro
te correspondía a ti. ¡Gracias!

A Andrés, por venir a iluminar nuestras
vidas. Tu luz vino a dar nuevas fuerzas a
nuestros corazones. Gracias, hijo, por
haberme escogido para ser tu padre.

A las mujeres con cáncer de mama que han
compartido sus sueños, sus anhelos, sus
alegrías, sus miedos y sus tristezas conmigo.
Gracias por haberme favorecido con su
confianza. De todas he aprendido mucho y
ocupan un lugar muy grande en mi corazón.

A las mujeres mexicanas que con gran
valentía se enfrentan día a día al reto
de vencer el cáncer de mama.

Agradecimientos

Quiero entregar mi reconocimiento a las personas sin las cuales no hubiera sido posible escribir este libro.

A César Gutiérrez, promotor de este gran proyecto. Gracias por tenerme confianza y darme la oportunidad de materializar este sueño.

A Juan José Souza por ser mi guía en momentos difíciles. Tus consejos y enseñanzas han hecho una gran diferencia en mi vida.

A Bertha Aguilar, es un verdadero honor que escribieras el prólogo de esta obra. Te admiro como mujer, como esposa, como madre y como ejemplo de vida. Gracias.

A Fabiola Flores, extraordinaria radioterapeuta y amiga, por haber escrito el capítulo "Radioterapia ¿qué es y cómo funciona?".

A Isabelle Aloi, fisioterapeuta fuera de serie, por contribuir con el capítulo "Fisioterapia y rehabilitación: ¿para quién?", y por brindarme tu inigualable amistad.

A Martha Hegewisch por su gran aportación en los capítulos "¿Cuál es el papel de la familia, amigos y empleadores en la vida de la paciente con cáncer de mama?", "¿Cuál es tu participación para generar un cambio?", y "¿Qué hay respecto a la medicina alternativa?"; además por ayudarme a transcribir algunos de los textos y por hacer mi vida mucho más divertida.

A Juan Alberto Serrano, oncólogo médico de primer nivel, por aportar sus valiosos consejos para el capítulo "Quimioterapia ¿en qué consiste?", y por ser garantía de seguridad en el manejo médico de mis pacientes.

A Markus Kritzler por permitirme utilizar sus dibujos en el capítulo de autoexploración. Para mí son verdaderas obras de arte.

A Juan Enrique Bargalló por compartirme diariamente su conocimiento y experiencia en el tema, pero sobre todo por su invaluable amistad.

A Dios por poner en mi camino a toda esta gente maravillosa.

Todos ustedes tienen mi más profundo agradecimiento, respeto y admiración.

ÍNDICE

Prólogo

Soy una "victoriosa" del cáncer de mama, enfermedad que padecí a los 30 años, recién estrenada como mamá y en un país donde poco se hablaba del tema. Cuando una mujer recibe la noticia de que tiene cáncer de mama, sufre una paralización, se ofusca; sus sentimientos y pensamientos entran en una tensión inimaginable, el tiempo vuela, y se encuentra imposibilitada para hacer preguntas, pedir recomendaciones, averiguar cuáles serán los pasos en su tratamiento, qué tipo de cirugía requerirá, si fuera el caso, consecuencias, costos, etcétera. Todo ello hace que la información que busca la paciente sea poca.

Creo firmemente en el *empoderamiento* por parte de las mujeres, para que ellas mismas tengan claro cómo proceder, qué hacer. Después de recibir y asimilar la noticia, quizá lo mejor sería empezar por poner un alto y serenarse, para tener la capacidad de evaluar y entender qué es lo que sucederá de ahí en adelante. Por ello te recomiendo que cuando tu médico te dé la noticia: "tienes cáncer", y tras el remolino de sentimientos, no vayas más allá de lo necesario, no te adelantes. Esto es, pregunta cuál será el paso a paso en tu tratamiento. Si logras eso, tu proceso irá mucho mejor.

En el 2010 se mueren 12 mexicanas al día por cáncer de mama, y las estadísticas indican que cada vez habrá más casos, debido a que la pirámide poblacional se está invirtiendo. Es decir, ahora tenemos una población amplia de jóvenes, quienes crecerán y estarán en riesgo de desarrollar la enfermedad. Tales mujeres jóvenes podrían tener un estilo de vida que aumenta las posibilidades: tomar muchos anticonceptivos, tener su primer hijo después de los 30 años, no amamantar, menarca temprana, padecer estrés y llevar una mala alimentación son algunos factores a tomar en cuenta. Por ello recomiendo a las mujeres mexicanas que el cuidado del cuerpo debe ser integral, y considerar a tres pasos (triada) fundamentales para la detección temprana de cáncer de mama: *(1)* autoexploración mensual, *(2)* visita anual al médico para palpación clínica y *(3)* realizarse la mastografía a partir de los 40 años. Estos tres pasos te permitirán detectarlo en estados tempranos y entonces el costo será menor, tanto emocional como económicamente.

20 respuestas para cáncer de mama, del doctor Gerardo Castorena, me ha encantado porque en todos estos años no había sido publicada una obra que combinara a la perfección la información sólida, bien fundamentada, con un lenguaje simple y claro que te lleva de la mano para entender de manera total esta enfermedad. A mí me hubiera fascinado tener este libro hace diez años, una herramienta como ésta que me dijera: "esto es tu siguiente paso", "puedes esperar esto sí o esto no", "tu tipo de cáncer es tal"... me hubiera resuelto muchas cosas que descubrí en el camino por aquí o por allá. Se trata de una obra que no sólo ayudará a la paciente, sino también a sus seres queridos, a la persona que tenga la curiosidad de aprender, al médico general, a las enfermeras... Además, con este material las mujeres ya no podrán argumentar que ignoraban tal asunto o que no sabían sobre tal proceso. *20 respuestas para cáncer de mama* abarca la problemática de una manera completa.

El doctor Gerardo Castorena es un excelente ser humano, siempre está dispuesto a ayudar, apoyar a las mujeres en este proceso. Gerardo, te felicito por este libro, que tanta falta nos hacía. A aquellos que lo lean, les cambiará la vida.

Bertha AGUILAR DE GARCÍA
Presidenta y socia fundadora de Cim*ab

Introducción

Hace algunos años tomé la decisión de dedicar mi vida profesional al estudio y tratamiento del cáncer de mama. Cuando me plantearon el proyecto de este libro se abrió una gran puerta para cumplir una tarea fundamental: compartir la información para lograr un cambio en la percepción de la gente respecto al cáncer de mama. La intención de este libro es la de entregarte información real, actualizada y completa; además, conocerás los diferentes caminos que existen para sobrevivirlo; también toco los temas psicológicos y sentimentales que implica; leerás las experiencias de hombres y mujeres que han navegado por las turbulentas aguas del cáncer de mama.

Crear conciencia acerca de una dificultad es el primer paso para resolverla. Así, creo que es tiempo de cambiar nuestra forma de pensar y de actuar con respecto al cáncer de mama. En unas pocas páginas, he intentado condensar el vasto conocimiento que existe sobre el tema; lo hice de forma clara y precisa.

Existen infinidad de libros y revistas científicas que tratan el tema, incomprensibles para cualquiera que no sea médico. Es cierto que hay libros para público en general, pero escritos por autores extranjeros que no retratan la realidad mexicana acerca del tema. Por otro lado, hay obras que te engañan desde el título. Si incluyen la palabra prevención, quieren tomarte el pelo porque el cáncer de mama no es preventivo. La cantidad de información disponible en internet a veces sólo logra confundir al lector. Este libro que hoy tienes en las manos es el primero escrito por un oncólogo mexicano para los lectores mexicanos.

Si estás leyendo estas líneas es muy probable que tú o alguna persona querida se encuentre ante el difícil reto que representa vencer la enfermedad. No pretendo darte una guía de tratamiento; mi intención es que la información te ayude a comprender mejor el cáncer de mama para participar activamente en la toma de las decisiones correctas en cuanto a tu tratamiento, y que logres tus metas y sueños, que veas crecer a tus hijos y a tus nietos, que pasados los años recuerdes este evento como uno más de los que conforman el camino de la vida. Si eres una persona allegada a la paciente, el libro te dará los elementos necesarios para comprender la enfermedad y convertirte en un pilar de apoyo importante. En caso de que leas el libro como una fuente de información, estarás en el mejor de los escenarios posibles, ya que la comprensión de los conceptos aquí expuestos te permitirá adoptar una postura responsable de la salud mamaria, tanto para ti como para tus conocidos y familiares.

Si hiciéramos una encuesta entre las mujeres de México y preguntáramos: ¿Qué enfermedad te preocupa más?, un alto porcentaje respondería sin dudar: "el cáncer de mama". La razón es que cada vez con más frecuencia escuchamos que gente cercana es diagnosticada con esta enfermedad. A pesar de la angustia y el temor generado por la posibilidad de padecerlo, son muy pocas las mujeres que hacen algo al respecto. ¿Acaso esto se debe al miedo, a la ignorancia o a la creencia de que no te sucederá a ti?

El impacto que hoy en día tiene esta enfermedad es preocupante. Cada dos horas muere una mujer mexicana, víctima del cáncer de mama. La mayoría de las pacientes es diagnosticada en etapas avanzadas de la enfermedad, lo cual limita las posibilidades de supervivencia. No sobra decir que los gastos generados en el tratamiento del cáncer de mama son muy altos.

La verdad es que los mexicanos tenemos una cultura de salud muy limitada. No nos involucramos en el conocimiento de nuestro cuerpo ni conocemos las formas que existen para mantener una salud adecuada. Cuando nos enfermamos, no nos ocupamos de obtener información acerca de todo lo concerniente al padecimiento que nos afecta. Tampoco nos involucramos en la toma de decisiones respecto al correcto tratamiento que debemos llevar. Escuchamos y hacemos caso de los consejos que nos dan las personas que nos rodean, sin importar a qué se dedican. Se suma que hemos divinizado la figura del médico y nos ponemos en sus manos sin preguntarnos siquiera si está capacitado para atendernos. Nunca cuestionamos sus decisiones y consideramos una verdad absoluta lo que nos dice. Queremos que siga existiendo la figura del médico de cabecera, que en mi opinión equivale a un médico todólogo, que sabe casi nada de todo. Nos da pena preguntar y por lo tanto nos quedamos sin resolver las dudas. Las actitudes prepotentes y despóticas de algunos médicos no ayudan tampoco a generar el cambio. Una participación activa por parte de un paciente informado hará que cierto tipo de médicos se obligue a estar actualizado y no tome los casos para los cuales no está preparado.

Como dije con anterioridad, la intención de esta obra es explicar de manera comprensible, con lenguaje sencillo, las enfermedades que pueden afectar a las glándulas mamarias, de las cuales la más importante es el cáncer. Para tal efecto es necesario que entiendas dos conceptos fundamentales.

La palabra tumor significa "bulto"; también llamado nódulo, lesión o "bolita" (esos conceptos serán usados en estas páginas de manera indistinta sin implicar necesariamente la existencia de un cáncer). Existen tumores benignos (no son cáncer) y tumores malignos (cáncer).

El oncólogo es un especialista en medicina que se dedica al manejo del cáncer. Dentro de la oncología existen a su vez varias ramas y cada una cuenta con un especialista específico:

a) *Cirujano oncólogo:* Es el médico encargado de hacer las cirugías necesarias para procurar el bienestar de los pacientes con cáncer.
b) *Oncólogo médico:* Se encarga de planear y administrar los tratamientos farmacológicos a los pacientes con cáncer, los cuales se conocen en forma genérica como "quimioterapia".
c) *Radio-oncólogo (también llamado radioterapeuta):* Se encarga de las terapias basadas en radiación.
d) *Ginecólogo-oncólogo:* Son ginecólogos que estudian la subespecialidad de oncología. Tienen una preparación formal en el manejo quirúrgico del cáncer de mama. Al igual que los cirujanos oncólogos, su entrenamiento es tan sólo en cirugía. Desafortunadamente existen muy pocos ginecólogos con esta subespecialidad. No hay que confundirlos con los ginecólogos generales, quienes no tienen un adiestramiento adecuado en cáncer.

Cuando leas la palabra *oncólogo* en este libro, significa que puedes acudir a cualquiera de estos especialistas, a menos que se aclare concretamente la rama específica. Todos ellos tienen una amplia experiencia en diagnóstico y tratamiento de pacientes con cáncer de mama.

¿Qué es la glándula mamaria? Trastornos y enfermedades

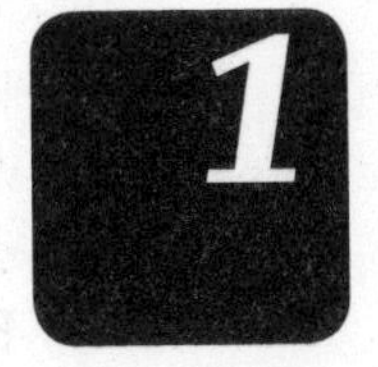

Las glándulas mamarias están consideradas por muchas culturas como sinónimo de vida. Infinidad de pueblos le han rendido culto a través de la historia. En nuestro tiempo y en la cultura occidental constituye un exponente indiscutible de femineidad. Es un órgano que se asocia con grandes simbolismos, desde la admiración hasta el erotismo; está involucrado en todos los aspectos de nuestra vida y ocupa un lugar primordial en los planos personal, familiar, social, cultural, sexual, económico, biológico y psicológico. Es motivo de orgullo para algunas mujeres, en tanto que para otras provoca frustración. Por ello es muy importante conocer y mantener en buen estado de salud este trascendental órgano. Empecemos por conocer la estructura de la mama.

Los senos son dos órganos independientes, encargados de la producción de leche necesaria para la alimentación y suministro de anticuerpos para el recién nacido. El tejido mamario se compone de entre 15 y 20 lóbulos, formados a su vez por infinidad de lobulillos. Éstos son los encargados de producir la leche materna que se transporta por los conductos o ductos hacia el pezón. Entre estos lóbulos y ductos existe tejido conectivo (encargado de darle sostén a los senos) y grasa. No hay músculos en el tejido mamario, aunque la glándula descansa sobre los músculos del pecho (pectorales). El pezón se encuentra situado en el centro de un área de piel con mayor pigmentación, llamada areola, la cual tiene a su vez unas glándulas encargadas de lubricar al pezón durante la lactancia. Las glándulas mamarias, también llamadas senos o mamas, se desarrollan en las mujeres durante la adolescencia, a partir de los 12 o 13 años, por estímulo de hormonas, principalmente de estrógenos y progesterona producidas en los ovarios. Los estrógenos se encargan de que los ductos crezcan y se ramifiquen; la progesterona genera un incremento en el número y tamaño de los lóbulos. Durante la vida, los senos experimentan múltiples cambios debido al efecto de estas y otras hormonas. Al llegar la menopausia, el tejido glandular desaparece paulatinamente y es reemplazado por tejido graso. La producción de testosterona en los hombres evita que se desarrollen en ellos las glándulas mamarias. No hay que confundirse: el tejido mamario existe en cantidad muy escasa en los hombres y permanece a lo largo de la vida, simplemente no tiene el mismo desarrollo que en las mujeres. Al igual que todos los órganos del cuerpo, los senos reciben nutrientes y oxígeno por medio de las arterias. La sangre no oxigenada regresa al corazón por conducto de las venas. Los vasos linfáticos son pequeños tubos encargados de recoger y transportar los desechos celulares hacia los ganglios linfáticos que funcionan como almacenes temporales y luego continúan su camino hacia el corazón. El sistema linfático es una parte importante del sistema inmune o *defensas* del organismo.

Al igual que cualquier otro órgano o tejido del cuerpo, la mama puede enfermarse. La mayor parte de los padecimientos mamarios no tienen absolutamente nada que ver con el cáncer, sin embargo, ante cualquier trastorno o mal se detonan varias alarmas fatalistas, porque inmediatamente se piensa en cáncer. La falta de cultura médica, el miedo y la mala información son los principales culpables de este fenómeno. Existen tumores benignos y malignos y la diferencia radica principalmente en su capacidad para generar un daño.

La mayoría (hasta 80%) de los tumores o lesiones que se desarrollan en la glándula mamaria son de origen benigno; es decir, no son cáncer. En la mayoría de los casos de trastornos mamarios no se requiere ningún tratamiento con medicamentos ni con cirugía.

Entremos en materia y hablemos de los trastornos y enfermedades que pueden afectar a las glándulas mamarias. Éstos son muy variados tanto en su origen como en su tratamiento y diagnóstico. Con fines didácticos, hicimos la siguiente clasificación:

Trastornos y enfermadades de la mama

Anormalidades en el desarrollo: Durante la adolescencia, etapa fundamental en el desarrollo de las glándulas mamarias, pueden surgir diversos trastornos:

- *Polimastia:* Es una condición que significa la existencia de tejido mamario extra, es decir, se desarrollan un número mayor de dos glándulas. Por lo general, esta anormalidad ocurre con más frecuencia en la región axilar, pero puede presentarse a lo largo de la *línea de la leche* que va de la axila a la ingle. En la mayoría de los casos se ven como "gorditos". Al ser tejido mamario "normal" con una localización "anormal" puede tener toda la influencia hormonal y producir leche después del embarazo o presentar las enfermedades que afectan a los senos, incluso cáncer, al igual que cualquier glándula mamaria. Este tejido puede ser removido quirúrgicamente, en caso de que represente problemas para la paciente o simplemente porque ella lo desee. La cirugía debe realizarla un cirujano oncólogo.

- *Politelia:* Significa que hay pezones extras. Puede o no coexistir con la polimastia. Una cirugía pequeña, hecha por un cirujano oncólogo o un cirujano plástico, puede corregir esta alteración.
- *Hiperplasia mamaria:* Consiste en un crecimiento exagerado del tejido mamario. En la mayoría de los casos no tiene un factor hereditario asociado. Por lo general afecta ambas mamas. Cuando esta condición genera molestias, es necesaria una reducción quirúrgica del busto. Los encargados de esto son los cirujanos plásticos.
- *Hipoplasia mamaria:* Es el desarrollo menor de una glándula mamaria. Puede ser unilateral o bilateral. Si es congénito se asocia con síndromes genéticos bastante raros. Cuando es adquirido (no genético) casi siempre se debe a un daño causado por agentes externos, por ejemplo terapias de radiación por otras enfermedades, o a grandes traumatismos. Es importante resaltar que una glándula mamaria en desarrollo *nunca* debe operarse, a menos que le diagnostiquen cáncer, lo cual es extremadamente raro en ese rango de edad, porque puede condicionarse hipoplasia de la misma. Para corregir el problema es necesaria una cirugía plástica.
- *Amastia:* Es la ausencia completa de tejido mamario. Puede haber o no el desarrollo de pezones. Es una condición extremadamente infrecuente. La solución está en una cirugía plástica.

Dolor: Es un síntoma más que una enfermedad. Hay condiciones que generan dolor mamario, lo que puede ser un problema muy importante para las pacientes.

- *Edema fisiológico y sensibilidad a la palpación*: Edema significa en términos coloquiales *inflamación*. Fisiológico quiere decir *función normal* de un órgano o sistema. Por lo tanto, esta alteración es inflamación (o induración) de las glándulas mamarias con aumento en la sensibilidad (por lo general dolorosa) de las mismas, debido al adecuado funcionamiento hormonal. Realmente no es una enfermedad, porque es el resultado de la respuesta mamaria al estímulo de las diferentes hormonas que se producen durante un ciclo menstrual normal. Las mujeres en edad fértil (con menstruación activa) son quienes padecen estas alteraciones. Recuerda que cada ciclo menstrual tiene la finalidad de lograr un embarazo y es necesario que los diferentes órganos que participan en éste se preparen para tal evento. Por esta razón esta alteración es frecuente unos días antes de que llegue tu periodo menstrual. Después de que tu organismo detecta que no hay ningún bebé gestándose, se desencadena el sangrado menstrual, y todo regresa a la normalidad: tus senos se ablandan y dejan de doler. Este trastorno no requiere tratamiento mayor. En gran parte de los casos, aplicar hielo en los senos y un analgésico convencional resuelve el problema. Es una pésima idea hacerte una autoexploración durante esta etapa, porque tus glándulas son muy sensibles, duelen y son extremadamente difíciles de palpar. Este problema no representa un riesgo y cesa espontáneamente con la llegada de la menopausia.

- *Mastalgia:* Textualmente significa *dolor mamario* y puede ser de dos tipos:
- Cíclico pronunciado: Esta alteración tiene franca relación con el ciclo menstrual y también por lo general se asocia con nodularidad, término que explicaré más adelante. Las pacientes lo refieren como *pesantez* o *aumento doloroso de la sensibilidad.* Tiene alivio completo al presentarse la menstruación y obviamente cesa con la llegada de la menopausia. Es consecuencia directa del edema fisiológico y sensibilidad a la palpación. No requiere tratamiento más allá de controlar el dolor.
- No cíclico: No hay ninguna relación con el ciclo menstrual ni se asocia con nodularidad. La causa del dolor puede ser muy variada y en ocasiones es necesario hacer estudios especiales para determinar su origen. En la mayoría de los casos, no hay relación con cáncer aunque no es una regla. El tratamiento depende directamente de la causa que genera el dolor.

Nodularidad: Esta palabra no existe en el diccionario de la Real Academia Española. Es una adaptación textual del idioma inglés, que significa *conjunto de pequeños nudos.* Para comprender mejor este concepto imagina una pequeña calle empedrada adentro de tu seno, realmente no hay una bolita única palpable, sino un conjunto de pequeñas *bolitas* muy juntas entre sí, que pueden ser extremadamente finas (como semillas de ajonjolí) o gruesas (como chícharos). La nodularidad puede surgir en una parte de la mama o en toda la glándula. Realmente no constituye ninguna enfermedad como tal, sino más bien una variante normal del tejido mamario. Las glándulas mamarias con este tejido son difíciles de explorar y, por lo general, requieren de estudios de imagen (mastografía y/o ultrasonido) para ser bien revisadas. Aun así, representan un reto porque son glándulas extremadamente densas que dificultan la visualización óptima. No hay riesgo incrementado como tal de desarrollar cáncer a partir de este tejido nodular.

Nódulos dominantes: Aquí sí se toca una *bolita* como tal. Es la condición más frecuente de consulta con un especialista y causa número uno de ansiedad, miedo y desesperación entre las pacientes. Casi siempre la descubre la enferma misma. Es indispensable una evaluación a fondo por un oncólogo, con el fin de precisar sus características clínicas. Generalmente se requiere de algún estudio de imagen para su adecuada valoración y en ocasiones también es necesaria una biopsia. Dentro de esta categoría existen diferentes tipos:

- *Condición fibroquística de la mama:* Antes se llamaba *mastopatía fibroquística.* Consiste en la presencia de múltiples nódulos o bolitas palpables cuyo origen es incierto pero se cree que es ocasionado por un desbalance hormonal en el que predomina la cantidad de estrógenos sobre la progesterona. Estos nódulos pueden tener características muy diferentes, tanto en su forma como en su estructura celular. Se ha demostrado que la mayoría de estas lesiones (hasta 70 %) no corren riesgo de malignización (volverse cáncer). Resulta importante determinar la necesidad de realizar biopsias con base en los hallazgos de mastografía y ultrasonido. Mucha gente la confunde con la fibrosis quística, que es una grave enfermedad genética y que no tiene nada que ver con la glándula mamaria.
- *Quistes:* Es la presencia de un espacio líquido, limitado por paredes (como un pequeño globo lleno

de agua). El líquido que contienen puede variar de color, desde gris verdoso hasta café parduzco. Es resultado de la dilatación de un lóbulo o lobulillo mamario por efecto hormonal. Pueden ser grandes o pequeños y por lo general se encuentran en ambas mamas. Cuando son simples (conteniendo sólo líquido) no corren riesgo de malignización. Por el contrario, cuando su contenido es tanto líquido como sólido (llamados quistes complejos), existe el riesgo de que contengan cáncer en su interior.

- *Adenomas:* Se componen estrictamente de tejido epitelial (revestimiento interior de los tejidos). No hay evidencia de que tenga potencial para transformarse en cáncer.
- *Fibroadenomas:* Es un nódulo sólido, compuesto por tejido fibroso (de sostén) y epitelial (revestimiento interior de los tejidos). Se tocan como una masa esférica o multilobulada, bien delimitada, móvil y no dolorosa. Por lo general, son únicos y surgen en una sola mama, aunque pueden ser múltiples y bilaterales. También son ocasionados por efecto hormonal. Es necesaria su evaluación con estudios de imagen. No tienen riesgo de volverse cáncer. La decisión de retirarlos (con cirugía) depende por entero de la paciente.
- *Hamartomas:* Son muy parecidos a los fibroadenomas, con la diferencia de que también incluyen tejido graso en su contenido. Por tal razón, también son llamados *lipofibroadenomas* o *adenolipomas.* Se sugiere retirarlos quirúrgicamente porque algunos, muy pocos, son malignos.
- *Lipomas:* Es tejido graso que se aglomera y forma un nódulo. Son extremadamente raros en la mama. He escuchado muchas veces a médicos no oncólogos decirle a las pacientes que el nódulo que se

toca "seguramente es una bolita de grasa". Quien se atreve a hacer tal aseveración, no tiene mucho conocimiento de los trastornos mamarios.

- *Ectasia ductal:* Se trata de la dilatación de un ducto cercano al pezón, como si fuera una várice pero en un conducto de leche. Puede tocarse como una pequeña bolita por detrás del pezón. Puede acompañarse de salida de líquido por el pezón (descarga), que en ocasiones puede ser sanguinolenta. Algunas veces la ectasia ductal es detectada por mastografía o ultrasonido. Es frecuente hallarla en pacientes jóvenes con el hábito del tabaquismo. Por lo general, no requiere manejo y tan sólo se vigila periódicamente.
- *Tumor filodes:* Es un tumor generado en el tejido estructural de la mama y no en la parte glandular. En el capítulo "¿Qué es el cáncer de mama?" explicaré ampliamente estos conceptos. Por definición se trata de un tumor benigno, pero con un comportamiento agresivo; o sea, puede invadir el tejido mamario e incluso tejidos vecinos. Actualmente existe mucha controversia de cómo debe clasificarse y tratarse este tumor. Hay especialistas que incluso hacen una subdivisión de filodes benigno y filodes maligno. No es necesario profundizar acerca de la polémica generada por este tipo de tumores. La mejor salida en estos casos es ponerte en manos de un oncólogo y en conjunto decidir la mejor opción.
- *Tumor de células de la granulosa:* Se deriva de células nerviosas, por lo que es muy raro encontrarlo en la mama. Por lo general son benignos pero se han reportado algunos casos malignos. Se recomienda quitarlos totalmente por medio de cirugía.
- *Necrosis grasa:* Es un proceso inflamatorio del tejido graso. Por lo general aparece después de un

golpe, o tras una cirugía mamaria. En muchas ocasiones puede confundirse con cáncer. Por lo general se resuelve solo en un periodo de tres semanas.

Descargas por el pezón: Es una condición visible y representa un síntoma, más que una enfermedad. Se refiere a la salida de cualquier líquido o secreción por uno o ambos pezones. Este líquido puede ser de cualquier tipo, incluyendo sangre. Esta condición también genera gran angustia, porque mucha gente lo asocia con cáncer. La mayoría de las descargas son benignas, pero es necesaria una evaluación completa del oncólogo.

Galactorrea: Significa producción y salida de leche anormalmente, es decir, cuando no se está lactando. Constituye una alteración hormonal, que en la mayoría de los casos tiene su origen en el cerebro, en el lugar donde se produce una hormona llamada prolactina. El médico de primer contacto, en estos casos, debe ser un endocrinólogo, y puede ser necesaria la evaluación por un neurocirujano. No se asocia con ningún riesgo incrementado de cáncer de mama.

Alteraciones detectadas por imagen (mastografía, ultrasonido [US] y resonancia magnética nuclear [RMN]):

- *Microcalcificaciones:* Son pequeños depósitos de calcio en el tejido mamario. Deben ser estudiados a detalle porque podrían estar asociados con cáncer de mama.
- *Papiloma intraductal y papilomatosis:* Deben su nombre a la forma papilar que tienen (semejante a una palomita de maíz). El término no tiene nada que ver con el virus del papiloma humano (VPH). Son básicamente crecimientos benignos del tejido

epitelial que recubre los ductos en su interior, que pueden ser solitarios (papiloma intraductal) o múltiples (papilomatosis). Deben ser evaluados de manera individual por un oncólogo, quien decidirá el mejor manejo.

- *Densidad asimétrica:* Es tan sólo una diferencia en la densidad del tejido mamario en una de las mamas y se detecta por mastografía. Normalmente no tiene implicaciones graves, pero requiere de la evaluación por un oncólogo.

Trastornos inflamatorios

- *Mastitis aguda:* Ocurre en los primeros tres meses de la lactancia, por lo que también es llamada mastitis puerperal o mastitis de la lactancia. Se trata de una infección del tejido conectivo (de sostén) de la glándula mamaria, que puede progresar y formar un absceso. Dependiendo de la severidad, puede ser tratada con antibióticos o requerir cirugía.
- *Mastitis granulomatosa:* Se trata de una infección mamaria, no relacionada con la lactancia, pero de origen incierto. En algunos casos, se asocia con enfermedades inmunológicas. El tratamiento consiste en la administración de antibióticos y en algunos casos se necesita drenaje quirúrgico del absceso.
- *Reacción a cuerpo extraño:* Ante la presencia de un elemento ajeno al organismo se desencadena una reacción inflamatoria. Este elemento puede ser material de sutura, material protésico o sustancias inyectadas dentro del seno con fines estéticos. Pueden formarse grandes abscesos o desarrollarse infecciones generalizadas (sepsis) que pongan en

peligro la vida. Es importante que cuando quieras hacerte cualquier procedimiento estético en los senos te pongas en manos de cirujanos plásticos experimentados y serios.

- *Absceso subareolar recurrente:* También llamado *Enfermedad de Zuska.* Se identifica por la formación de abscesos recurrentes. Existe una relación directa con el tabaquismo. Como cualquiera de las anteriores, se maneja con antibióticos y en algunos casos con cirugía. La importancia de este padecimiento radica en que puede volver a presentarse muchas veces, lo que resulta desesperante tanto para la paciente como para el médico tratante.

Trastornos microscópicos: Son alteraciones que se diagnostican sólo con técnicas especiales del laboratorio de patología, cuando se manda una porción de tejido para su estudio. Contempla gran cantidad de cambios, como hiperplasia, metaplasia, adenosis, conceptos altamente complejos que no vale la pena mencionar. Dentro de estos hallazgos existe uno en especial que me gustaría que entendieras por el alto grado de confusión que genera.

- *Carcinoma lobulillar in situ:* En el capítulo siguiente explico a detalle los conceptos que nos llevan a nombrar los tipos específicos de cáncer, entenderás la descripción del carcinoma ductal in situ, que es un cáncer como tal. Pues bien, el carcinoma lobulillar in situ es una lesión que no se considera cáncer, sino más bien un factor de riesgo. La mayoría de las pacientes con diagnóstico de carcinoma lobulillar in situ jamás desarrolla un cáncer. El nombre genera mucha confusión porque la mayor parte de la gente lo interpreta como cáncer. A raíz de este desconcierto se ha propuesto cambiar su nombre por el de *neoplasia lobulillar in situ.* Comprender y asimilar este concepto es muy importante; hay médicos (no oncólogos) que no lo entienden y le dicen a las pacientes que tienen cáncer.

Cáncer: Hablaremos de él en todo el libro.

El conjunto de enfermedades que aquí se describen constituyen la mayoría de los trastornos que afectan a la glándula mamaria. Como te habrás dado cuenta, casi todas ellas no tienen relación con el cáncer. Ante la aparición de cualquier síntoma o anormalidad en tus senos, lo primero que debes hacer es mantener la calma y dedicar un tiempo razonable para averiguar los datos de un oncólogo que pueda estudiar la situación por completo. No te pongas en manos de médicos que no tienen la preparación ni capacidad para atenderte por la "urgencia" que tienes de averiguar las causas. Si logras hacer esto, estarás asegurando un diagnóstico adecuado y, en su caso, el tratamiento óptimo para tu problema.

¿QUÉ ES EL CÁNCER DE MAMA? 2

NO HAY DUDA: *cáncer* es una muy palabra muy fuerte. Para un gran porcentaje de la población es sinónimo de muerte. Nadie quiere oír hablar de cáncer. En nuestra mente hemos creado una gran cantidad de fantasías alrededor de ella. No queremos padecer esta enfermedad porque creemos que nuestros días están por terminar. Al verse frente al diagnóstico de cáncer, la mayoría de la gente pone en orden sus asuntos financieros, legales, laborales, familiares y personales. Se generan pensamientos pesimistas y en extremo fatalistas. Eso sí, no tenemos la cultura de salud para ir a ver al oncólogo, porque nos imaginamos que se trata de un personaje tétrico que nos dictará una sentencia mortal.

La gran mayoría de mis pacientes llegan a mi consultorio referidos por otros especialistas pensando que todo está perdido. Al contemplar una cirugía de cáncer se imaginan un procedimiento mutilante. Al escuchar *quimioterapia,* creen que es un tratamiento con poderosos venenos que les van a hacer más perjuicio que bien; suponen que *radioterapia* es un tratamiento que literalmente los achicharrará. Estas ideas las hemos cargado desde hace algunas décadas. Lo que sí resulta perjudicial es que las seguimos transmitiendo a las generaciones más jóvenes sin cambiar absolutamente nuestra mentalidad. Lo peor de todo es que muchos médicos no especialistas en oncología piensan exactamente lo mismo. No pocas veces, a lo largo de mi carrera, he escuchado la frase "qué triste y qué dura debe ser tu profesión..." Estamos ya en pleno siglo XXI y creo que es momento de darle un giro radical a estas creencias.

El cáncer es una enfermedad que ha acompañado al hombre a lo largo de su evolución. Desde que el hombre habita el planeta ha padecido cáncer. En un principio ni siquiera sabía de qué se trataba. Miles de años transcurrieron antes de que se le pudiera dar una explicación a tal enfermedad. En la búsqueda de respuestas se le otorgó un origen divino. Nuestros antepasados pensaban que los dioses eran los que mandaban los padecimientos a manera de castigo. ¡Resulta increíble que en nuestro tiempo haya gente que piensa de esa manera todavía! Pasaron siglos sin que se encontrara una respuesta a la interrogante de la enfermedad humana.

La primera descripción del cáncer de la cual se tiene registro fue hecha hacia el año 1600 a. C. y se encontrada en Egipto en un papiro. En él se describe a ocho mujeres con tumores mamarios, los cuales fueron tratados con un instrumento candente diseñado para arrancar la glándula mamaria a la vez que cauterizaba los vasos sanguíneos. Ninguna de las pacientes sobrevivió, por lo cual se concluyó que se trataba de una enfermedad para la cual no había cura. La gran aportación de este documento es que nos deja claro que desde aquella época se han hecho intentos para sanar la enfermedad.

No fue sino hasta la era de Hipócrates (considerado el padre de la medicina), hacia los años 460-370 a. C., cuando se buscó una explicación científica para las enfermedades. De hecho fue él quien acuñó el término *cáncer,* que significa *cangrejo*, por la similitud que encontró entre este animal y la ramificación presentada por los tumores malignos.

Durante siglos se propusieron infinidad de tratamientos, de los cuales quizá ninguno tuvo éxito. No fue sino hasta el año 1761 en que se dio un gran salto en el conocimiento del cáncer, ya que Giovanni Morgagni de Padua comenzó a hacer autopsias para relacionar la enfermedad de los pacientes con los hallazgos después de la muerte. Esto sentó las bases de la oncología moderna.

En el siglo XIX, Rodolfo Virchow, utilizando un microscopio, comenzó a hacer observaciones más detalladas. Fue entonces cuando los cirujanos pudieron enviar los tejidos extraídos de sus pacientes para estudio y un mejor entendimiento de la enfermedad.

La revolución científica del siglo XX trajo consigo avances importantísimos. En 1962, los doctores Watson y Crick recibieron el premio Nobel por descubrir la estructura química del ADN, lo cual fue el primer paso para posteriormente descifrar el código genético humano y responder preguntas complejas acerca del cáncer.

Hoy en día sabemos que el cáncer es una proliferación descontrolada de células que no mueren y que son capaces de invadir y dañar tejidos cercanos o a distancia.

Todas las células de nuestro cuerpo están programadas genéticamente para nacer, crecer, cumplir su función específica, reproducirse y morir. En el caso de las células cancerosas, no ocurre la muerte celular y hay una reproducción excesiva de estas células viejas y defectuosas, haciendo que su funcionamiento se vea alterado. Este fenómeno se da porque existe una mutación, es decir un daño específico (heredado o adquirido). Lo que no sabemos, en la mayoría de los casos, es qué lo provoca. Sabemos de algunos elementos que lo pueden favorecer y los hemos llamado *factores de riesgo.* También conocemos algunas medidas que protegen contra este daño, y han sido nombrados *factores protectores.* Sin embargo, a ciencia cierta, desconocemos el evento que detona este mecanismo, pero sabemos que no se trata de un solo culpable. En todos los casos de cáncer hay muchos factores involucrados. Entre 5 y 10 % de los casos existe evidencia de un gen defectuoso heredado de padres a hijos. El restante 90-95 % son consecuencia de un daño que se origina a lo largo de la vida de una persona. Por eso no existe una prevención del cáncer como tal. En el momento que tengamos conocimiento profundo de la serie de eventos que se conjuntan para provocar una enfermedad maligna, entonces podremos implementar medidas preventivas adecuadas. Sólo así podremos hablar de una comprensión absoluta de la enfermedad. A pesar de esto, hemos desarrollado tratamientos efectivos y en la gran mayoría de los casos el cáncer es un grupo de enfermedades que pueden curarse si se detectan a tiempo.

Un error frecuente es pensar que el cáncer es una sola enfermedad que puede afectar diferentes órganos, es decir, creer que es lo mismo cáncer de ovario que de mama o de pulmón, etcétera. Esto es un concepto incorrecto. El término *cáncer* engloba un gran número de enfermedades similares en comportamiento, pero con distintos orígenes, manifestaciones, agresividad, tratamiento y pronótico. Cada uno de ellos debe individualizarse y analizarse con el fin de determinar cuál es el tratamiento más adecuado, con el fin de tener un mejor pronóstico en cada paciente.

En el caso del de mama, existen diversos tipos de cáncer, de los cuales hablaremos a fondo en las siguientes páginas. Por lo pronto, podemos afirmar que:

- Es una proliferación anormal y descontrolada de células propias del tejido mamario.
- Puede invadir y dañar tejidos vecinos y distantes.
- No es prevenible.
- Alcanza cifras elevadas de curación, detectado en forma temprana.

Todos los tumores malignos mamarios están sujetos a varias clasificaciones que en conjunto nos dan idea del pronóstico esperado y el tipo de terapéutica que deberá emplearse en cada caso. Explicaré en lenguaje sencillo cada una de las clasificaciones que comprenden los siguientes puntos: origen, estructura, forma de invasión y grado de agresividad.

Una metástasis es una invasión a órganos lejanos desde el sitio primario del cáncer; en el de mama estos órganos suelen ser pulmón, hígado, hueso y cerebro.

Origen

El primer dato que debemos obtener es el origen del tumor. Con base en esto se pueden clasificar en:

a) Adenocarcinomas o carcinomas: Representan la inmensa mayoría de los cánceres de mama y son tumores que se originan en la capa que reviste por dentro los tejidos. Para que sea más fácil entender este concepto, imaginémonos dentro de un cuarto con 4 paredes. Bien, estos tumores se generan en el papel tapiz o la pintura que cubre el cemento y los ladrillos de las paredes.

b) Sarcomas: Contrario al caso anterior, estos tumores son originados en la parte estructural de los tejidos, es decir, se desarrollan a partir de los ladrillos y el cemento que forman las paredes del cuarto.

Existen otros orígenes extremadamente raros y que no vale la pena discutir porque representan menos del 1% de los tumores mamarios.

Estructura

Los sarcomas tienen una subdivisión muy compleja según la estructura que les dio origen, y no es objeto de este libro explicarla.

Lo que sí explicaremos es que dentro de los adenocarcionomas, el cáncer de mama se clasifica según la estructura que le dio origen:

a) *Ductal o canalicular:* Representan el 75 % de los casos diagnosticados y son tumores originados en la capa que reviste los conductos encargados de transportar la leche materna hacia el pezón.
b) *Lobulillar o lobular:* 15 % de las pacientes con cáncer de mama tienen tumores originados en la capa que reviste los lóbulos o lobulillos de la glándula mamaria, que son los encargados de la producción de leche.
c) *Otros:* El 10 % restante son tumores raros que se diagnostican infrecuentemente y comprenden una variedad extensa y compleja. Si este es tu caso o el de tu familiar o conocido, sugiero aclarar las dudas con un especialista en oncología, quien puede darte la información pertinente y necesaria.

Invasión

Por la forma de invasión, se conocen las siguientes:

a) *In situ:* Son aquellos tumores que no han roto la membrana de la célula en la cual se originaron. Esto no tiene nada que ver con el tamaño del tumor ni tampoco con el grado de agresividad. Quizá esto sea un poco difícil de entender, pero hay tumores in situ que pueden alcanzar dimensiones de varios centímetros y que se pueden comportar de manera extremadamente agresiva.

b) Infiltrantes (invasivos): Contrario al caso interior, estos tumores han roto la membrana celular, pero, como especifiqué anteriormente, no tienen implicaciones de tamaño y agresividad.

Grado de agresividad

El comportamiento del tumor, es decir con qué grado de agresividad actúa, nos da mucha información:

a) Grado I (bien diferenciado): Se trata de células tumorales que tienen mucho parecido con la célula que les dio origen. Esto nos habla de que su función no está sustancialmente alterada y por lo tanto su comportamiento es indolente en la mayoría de los casos. Son tumores que pueden permanecer por años en el organismo con una progresión lenta. Desafortunadamente no es frecuente el diagnóstico de estos tumores.

b) Grado II (moderadamente diferenciado): Su parecido con la célula de origen es menor, sin embargo aún existen semejanzas y su función ya se ve seriamente alterada, lo que significa que se manifiesta con más agresividad. La mayoría de las pacientes son diagnosticadas con este grado tumoral.

c) Grado III (pobremente diferenciado): La célula cancerosa no tiene ninguna similitud con la célula que le dio origen y su comportamiento es el más agresivo de todos.

Con base en los conceptos anteriores, ahora ya podemos darle un nombre completo al tumor. Por ejemplo podemos hablar de un "adenocarcinoma-ductal-infiltrante-grado I", lo cual se "traduce" así: es un tumor originado en el revestimiento interior de las células (andenocarcinoma) que creció a partir de los ductos de leche (ductal) que ha roto la membrana celular (infiltrante) y con un comportamiento poco agresivo (grado I). Esta es la primera pieza de información que nos permite comenzar a armar el rompecabezas para descubrir a qué nos estamos enfrentando.

Pero eso no es todo; aún podemos obtener más información acerca del tumor, derivada de estudios especiales llamados *inmunohistoquímica* (IHQ), la cual es necesaria para planear los tratamientos específicos para dicho tumor. Uno de esos estudios identifica las sustancias a las que es dependiente la célula maligna. La dependencia puede ser o no a hormonas (estrógenos y progesterona), en cuyo caso el estudio nos determina el estado de los receptores hormonales. Si los receptores son positivos, es decir que la célula maligna se ve favorecida por la presencia de estas hormonas, estaremos obligados a restringir el aporte de ellas al tumor. Para que te sea más fácil comprender este concepto, es como si el tumor se alimentara de estrógenos y progesterona y al suprimir su aporte eliminamos su fuente de nutrición. Otro de esos estudios identifica si existe sobreexpresión de un receptor de membrana llamado HER-2/neu (también conocido como c-erb B2) en cuyo caso el estudio nos determina la necesidad de proporcionar un tratamiento específico, en estos casos llamado terapia biológica. Este concepto es difícil de entender y en el capítulo de quimioterapia seré un poco más específico.

Una mínima cantidad de tejido tumoral enviado al departamento de patología y analizado por el mismo nos dará toda la información anterior. Al recibir dicha información, entonces se establece el tipo de tratamiento: cirugía, quimioterapia, radioterapia o la combinación de ellas; además, se define si es necesario planear tratamientos específicos —como terapia hormonal o terapia biológica— cuya meta es un mejor pronóstico y un mayor porcentaje de curación.

La siguiente pieza del rompecabezas consiste en determinar la etapa clínica en la que se establece el diagnóstico. Esto quiere decir básicamente que debemos saber si se trata de una etapa temprana de la enfermedad, una avanzada o bien una metastásica. Al obtener esta información y unirla con la que nos proporcionó el departamento de patología, se determina con certeza el rumbo y orden que deberá tener el tratamiento específico para cada paciente, además de que se predice con un alto grado de certeza el pronóstico esperado.

Etapificación

La etapa clínica se determina utilizando la escala llamada TNM, que es aceptada internacionalmente y que se calcula con 3 factores:

- Características del tumor (T)
- Estado ganglionar (N)
- Presencia o ausencia de metástasis (M)

Esta etapificación se realiza mediante la observación, medición y palpación del tumor y de los ganglios, además de la realización de estudios muy sencillos de sangre, rayos X y ultrasonido.

A continuación hablaré a detalle de cada una para que quede claro cómo la combinación nos llevará directamente a la asignación de una etapa particular en cada caso.

Características del tumor (T)

Se refiere específicamente al tamaño y características del tumor. Es indispensable determinar cuánto mide el tumor y si presenta invasión a la piel, a la pared torácica o si se trata un cáncer que se manifiesta como inflamación (sin la presencia de un tumor propiamente, llamado también carcinoma inflamatorio). Con base en ello se le asigna una de las siguientes categorías: T0, T1, T2, T3 o T4.

Estado ganglionar (N)

Primero, una aclaración: se utiliza la letra *N* porque en inglés *ganglio* se dice *node*. Lo que pretende es determinar la presencia de ganglios linfáticos aumentados de tamaño, y que se sienten como pequeños bultos o bolitas en la axila, el pecho y en la base del cuello, que son las zonas a las que llega el drenaje linfático de la mama; se clasifican como N0, N1, N2 o N3.

Metástasis (M)

La invasión de células cancerosas a órganos que no son vecinos del sitio que les dio origen es conocida como metástasis o actividad metastásica. Esto se debe a que se transportan células malignas a través del torrente sanguíneo o linfático que se implantan en otros órganos, y una vez ahí, desarrollan nuevos tumores que son consecuencia directa del cáncer primario. En el caso de cáncer de mama, debemos descartar la presencia de estos tumores en pulmón, hígado, hueso y cerebro. Si no encontramos actividad metastásica, se le asigna una clasificación M0; en caso contrario, se le asigna M1, no importando el sitio y/o cantidad de metástasis.

Una vez que se tienen los valores de los 3 factores, estos se combinan para dar una etapa clínica que puede ser: 0, I, IIa, IIb, IIIa, IIIb, IIIc o IV. Mientras más avanzado esté el cáncer, mayor etapa clínica le corresponde y, por consiguiente, las probabilidades de una posible curación disminuyen. De la etapa 0 a la IIb son consideradas enfermedad temprana; las etapas IIIa, IIIb y IIIc se llaman también localmente avanzadas. Los esfuerzos médicos en estás etapas tienen siempre la meta de *curar* al paciente. La etapa IV es considerada metastásica y, por lo general, el objetivo del oncólogo es proveer al paciente con una buena calidad de vida. Es importante asentar el hecho de que mientras más temprana la etapa, se requieren menos tiempo y recursos en el tratamiento.

Enfermedad de Paget y carcinoma inflamatorio

Existe enfermedad de Paget en mama, hueso, vulva y ano. La enfermedad de Paget de la mama es una presentación rara de cáncer que se manifiesta en el pezón con una irritación y/o descamación fina de la piel. Contribuye en un 5 % al total de los tumores malignos de la glándula mamaria. La importancia radica en que aproximadamente 95 % de los casos se acompañan de un carcinoma in situ o invasor de mama. Los síntomas que acompañan a esta enfermedad son comezón, irritación, aumento en la sensibilidad del pezón, dolor ardoroso y en raras ocasiones sangrado. El diagnóstico se establece mediante una pequeña biopsia, la cual se hace con anestesia local. Debido a la asociación con tumores malignos de la mama, son necesarios también una mastografía y/o ultrasonido mamario y una revisión por un oncólogo. El tratamiento depende de muchos factores, pero como en todos los casos, mientras más temprano se detecte, más probable es erradicar el problema.

El carcinoma inflamatorio es un cáncer que *nunca* se manifiesta como un tumor palpable. Se caracteriza por invadir los tejidos infiltrándose entre ellos.

En México, la mayoría de las pacientes son diagnosticadas en etapas avanzadas. Esto se debe, por una parte, a que nuestra sociedad no tiene una cultura médica ni una disciplina de detección temprana que le motive a autoexplorarse y buscar ayuda de forma oportuna; por otra, a que una gran cantidad de médicos no tienen entrenamiento en la detección oportuna de la enfermedad, mucho menos en técnicas diagnósticas y en los tratamientos adecuados. **El especialista indicado** para hacer una revisión clínica, examinar un estudio de mastografía y/o ultrasonido mamario y establecer un tratamiento adecuado **es un oncólogo**. Muchas mujeres piensan, de forma equivocada, que es el ginecólogo el especialista encargado de vigilar la salud de las glándulas mamarias.

En cuanto se obtiene la información pertinente del tumor y la etapa clínica de la enfermedad, es momento de tomar una decisión en cuanto a la ruta terapéutica que debe seguirse para optimizar el resultado final.

Existen diversos tratamientos para el cáncer de mama, los cuales se dividen en locales y sistémicos. La diferencia radica en que los locales se enfocan directamente en el sitio donde se encuentra el problema, y se trata de la cirugía y la radioterapia; los sistémicos son medicamentos que circulan por el organismo ejerciendo su acción tanto en el sitio del problema como fuera de éste: quimioterapia, hormonoterapia y la terapia biológica. Más adelante, en los capítulos correspondientes, hablaré a detalle de cada uno de ellos. Por el momento es necesario tan sólo saber que no todas las pacientes requieren la combinación de todos los tratamientos.

Quienes son diagnosticadas en etapas tempranas, se les hace, por ejemplo, sólo una pequeña cirugía complementada con radioterapia y no requieren el uso de otras terapias para lograr una curación completa. Hay otros casos en los que es indispensable el uso de quimioterapia antes de pensar en un tratamiento quirúrgico, pero no necesitarán el uso de la radioterapia; pacientes con receptores hormonales negativos no son candidatas al uso de hormonoterapia. En fin, las combinaciones son numerosas y esto se debe a que cada caso en particular requiere un tratamiento específico.

Una vez que todos los tratamientos necesarios terminan, inicia la fase de seguimiento, en la cual los esfuerzos se encaminan a determinar si la enfermedad ha sido erradicada y a detectar una recurrencia de ésta en forma temprana. La mayor parte de las recurrencias en cáncer de mama se presentan en los dos primeros años posteriores al término del tratamiento, por lo que durante este tiempo la vigilancia es más estrecha. Al principio, el seguimiento se realiza cada tres meses con estudios de laboratorio, rayos x y exploraciones físicas sencillas. Conforme pasa el tiempo, las citas y los estudios se hacen con más tiempo de separación, hasta que, al llegar a los 5 años, regresan a la normalidad y se realizan tan sólo una vez al año, como a cualquier mujer que nunca ha padecido la enfermedad.

Para recordar

Para reducir el impacto que el cáncer de mama tiene en México, es necesario que las mujeres se impongan lo siguiente:

- Disciplina de autoexploración mamaria.
- Consulta con un oncólogo cada 2 o 3 años, a partir de la adolescencia y hasta los 35 años. De esa edad en adelante, una vez al año.

- Determinar en conjunto con el especialista la necesidad de realizar estudios de imagen.
- No acudir en busca de ayuda con médicos que no cuenten con la capacitación necesaria para diagnosticar y tratar las diferentes enfermedades que afectan las glándulas mamarias.

¿A QUIÉN LE PUEDE DAR CÁNCER DE MAMA? 3

ESTA PREGUNTA es muy sencilla de responder: a todo ser humano. Sí, así es: la población en riesgo somos todos, no sólo las mujeres. Afortunadamente no es factible que la integridad de la población padezca de la enfermedad. Existen grupos con mayor probabilidad de desarrollarlo, pero eso no exenta a ninguno.

Existen ciertos factores de riesgo que nos ayudan a identificar a aquellos pacientes cuya posibilidad de desarrollar cáncer de mama es más alta. El hecho de tener uno o varios de estos factores no quiere decir que obligadamente padecerá la enfermedad, lo único que significa es un mayor riesgo, simplemente. Dichos factores son:

Ser mujer

El 99.9 % de los pacientes con cáncer de mama son mujeres; esto se debe al desarrollo completo de las glándulas mamarias, sumado a la actividad de los estrógenos y progesterona que es muchísimo mayor en las mujeres, a pesar de que los hombres también tienen una pequeña cantidad de estas hormonas. Esto significa que también los varones pueden desarrollar cáncer de mama, aunque en un porcentaje muchísimo menor. En las mujeres, el crecimiento de la mama comienza en la adolescencia, por efecto hormonal y dura entre tres y seis años. El tejido mamario es influido por diversas hormonas durante la vida fértil, que comprende desde la primera menstruación (menarca o menarquia) hasta la menopausia, que se define como la última menstruación en la vida de la mujer. No hay que confundir menopausia con síndrome climatérico o climaterio, que es el conjunto de alteraciones que ocurren alrededor de la menopausia.

Ventana estrogénica prolongada

Este término complicado significa una exposición a estrógenos por un tiempo largo, por encima de lo habitual y básicamente se refiere a una menarca temprana (antes de los 12 años) y una menopausia tardía (después de los 55 años). La edad promedio en la mujer mexicana de presentación de la menarca es de 13 años, y de la menopausia es de 47 años. Estas edades pueden variar dependiendo de la carga genética y región geográfica. Si a esto le agregamos el uso prolongado de anticonceptivos hormonales, tratamientos contra la infertilidad —muy comunes en nuestros días— y terapia de remplazo hormonal por un largo tiempo (utilizado frecuentemente en mujeres con síndrome climatérico), la exposición hormonal se incrementa de forma dramática. Se han realizado muchos estudios serios que han demostrado que el uso prolongado de anticonceptivos hormonales y tener periodos prolongados de estimulación hormonal para tratamientos de infertilidad, en realidad no incrementan significativamente el riesgo de desarrollar cáncer de mama. Hasta ahora, no hay un estudio que involucre estas dos variantes y además incluya pacientes con menarca temprana y menopausia tardía, por lo cual no hay datos al respecto.

El consejo que aquí puedo dar es no utilizar métodos de anticoncepción hormonales por tiempos prolongados (más de cuatro o cinco años) y tratar de alternarlos con otros métodos no hormonales. Tu ginecólogo puede asesorarte para determinar cuál es el mejor plan de anticoncepción para ti.

En el caso de tratamientos para infertilidad, es difícil establecer un límite de tiempo, pero mi sugerencia es que, si son necesarios varios años de exposición a estos medicamentos con el fin de procrear, se debe ser más firme, disciplinada y estricta en la rutina de detección temprana de cáncer de mama (autoexploración mensual, consulta anual con un oncólogo y estudios de mastografía y ultrasonido en caso necesario).

En cuanto a la terapia de reemplazo hormonal, me gustaría tocar algunos puntos en extremo interesantes. Son hormonas, y se usan para el tratamiento de los síntomas climatéricos, como bochornos, insomnio, osteoporosis, etcétera. Este tipo de tratamientos se pusieron "de moda" durante la década de los años setenta, alcanzando gran popularidad tanto entre ginecólogos como entre las mujeres en etapa climatérica. La razón es muy clara y sencilla: en un gran porcentaje de pacientes se eliminaron, como por arte de magia, los molestos síntomas ocasionados por los cambios hormonales de esta etapa femenina. A partir de ese momento se volvió rutinario el uso de estos tratamientos en mujeres con síndrome climatérico, incluso en mujeres que aún no presentaban síntomas, pero que estaban cerca de la menopausia. Las dosis hormonales administradas eran muy altas. Muchísimas mujeres hicieron de estos medicamentos una parte importante de su rutina diaria por décadas, y un buen porcentaje de ellas sin una supervisión médica adecuada. Tiempo después hubo un incremento en la frecuencia de cáncer de mama entre estas mujeres, por lo cual se llevaron a cabo investigaciones y modificaciones sobre todo en la cantidad de hormonas que contenían las diversas presentaciones de estos fármacos. Hoy en día las dosis son pequeñas y existe el riesgo incrementado para cáncer de mama, aunque es menor.

Un dato muy impactante lo reveló un estudio realizado en varios países de primer mundo, el cual concluyó de manera radical y contundente que son muy pocas las pacientes (menos del 3 %) que realmente requieren una terapia de reemplazo hormonal; la mayoría de ellas lo necesitarían por un breve periodo. En todos los casos, debe de ser un **endocrinólogo** y **no un ginecólogo** el encargado de prescribir estos medicamentos.

En resumen, el uso de cualquier medicamento que contenga hormonas debe ser tomado con cautela y bajo la estrecha vigilancia de un especialista calificado, es decir, un ginecólogo en el caso de anticonceptivos y medicamentos para infertilidad y un endocrinólogo en el caso de terapia de reemplazo hormonal.

La edad

La mayoría de los tumores malignos en el ser humano son sujetos de este factor. Es lógico, hasta cierto punto, pensar que a mayor envejecimiento del organismo también aumenta la propensión a desarrollar una enfermedad, cualquiera que ésta sea. Este concepto es 100 % aplicable al cáncer de mama, contrario a la creencia de muchas personas. La mayoría de las pacientes con cáncer de mama son diagnosticadas entre los 40 y los 60 años de edad en nuestro país, lo cual ha generado la falsa percepción de que mujeres mayores de 60 están, de alguna manera, a salvo. Es un hecho conocido y demostrable que conforme transcurre la vida de la mujer incrementa importantemente la posibilidad de desarrollar cáncer de mama. En México, el riesgo de por vida de cualquier mujer es de una en ocho. Esto quiere decir que de cada ocho mujeres, una tendrá cáncer de mama en algún momento de su vida. La relación en mujeres de 30 años o menores es de uno en 2 212, en contraste con mujeres mayores de 80 años, que es de una en ocho. Por esto es en extremo importante desarrollar una cultura de salud que, en este caso, se basa en la rutina de detección temprana. Es trascendental inculcar en las niñas, desde temprana edad, la importancia que tiene el conocer su cuerpo y a partir de que se desarrollen las glándulas mamarias comenzar con autoexploraciones mensuales. Esta es, sin temor a equivocaciones, la mejor manera de disminuir el impacto que ocasiona esta enfermedad en la mortalidad femenina.

Antecedente personal de cáncer de mama

Las glándulas mamarias son dos órganos independientes. El hecho de tener cáncer de mama en una de ellas incrementa cinco veces el riesgo de presentar la enfermedad en la otra glándula. Por lo general, este fenómeno no ocurre de manera simultánea, aunque se puede dar el caso. Hay mujeres que piensan que el hecho de haber tenido la enfermedad previamente, las inmuniza para el cáncer en general. La pregunta es: si ya se desarrolló la enfermedad en un seno, ¿qué le impide al otro seno presentar de forma independiente la enfermedad? Y todavía más extremo: si ya hubo un tumor maligno, ¿qué le impide al cuerpo generar uno más, aun en otras partes? Estos cuestionamientos no tienen, de ninguna manera, la intención de sembrar terror en las lectoras, simplemente son cosas que pueden ocurrir y debemos estar conscientes.

Evidentemente algo sucedió en la primera mama que condujo a la formación de un tumor maligno, lo cual significa que no existe impedimento para que suceda lo mismo en el otro seno. Si lo analizamos, suena bastante lógico. Por esta razón las pacientes que ya tuvieron cáncer de mama deben ser vigiladas muy de cerca, así como aquéllas que padecieron cáncer de ovario o colon. Recordemos que los factores de riesgo significan una mayor probabilidad, y no una inminencia. El punto es que toda mujer debe cuidarse, principalmente si ya tuvo cáncer de mama.

Historia familiar de cáncer de mama

Una gran cantidad de personas piensan en el cáncer de mama como una enfermedad que se hereda, que se transmite de generación en generación a través de los genes. La verdad es que la mayoría de los casos, en nuestro país por lo menos, son esporádicos, lo que significa que no existen factores de herencia asociados demostrables. Existe un alto nivel de asombro en pacientes que se diagnostican con cáncer de mama y no tienen antecedentes familiares. La primera pregunta que viene a sus mentes es: ¿por qué yo, si en mi familia nunca se ha presentado un caso de cáncer de mama? Hasta en 70 % de los nuevos casos diagnosticados no existe un factor de riesgo evidente o demostrable, a excepción del hecho de ser mujer, claro está. Los antecedentes que sí nos ponen en alerta son aquellos que se presentan en familiares directos, en primera línea (madre o padre, hermanas/os e hijas/os exclusivamente) y que hayan sido diagnosticadas con la enfermedad antes de la menopausia. Si estas condiciones no están presentes, es muy poco el impacto hereditario que existe.

No debe causar alarma el hecho de que una tía, una prima, la hermana de tu abuelo o incluso tu abuela haya tenido cáncer de mama, siempre y cuando en tu línea directa no exista un antecedente.

Presencia de genes heredados que incrementan el riesgo

Existen algunas mutaciones genéticas heredadas de padres a hijos que aumentan de forma importante el riesgo de tener cáncer de mama tanto de la rama paterna como la materna. Éstas se dan en algunos casos específicos y son muy poco frecuentes en nuestro país; se dan principalmente en dos genes llamados BRCA1 y BRCA2. Las mujeres en las que estas mutaciones son detectadas tienen una probabilidad de hasta 80 % de desarrollar cáncer de mama, lo cual no significa que obligadamente se dará.

En México existe la posibilidad de realizar las pruebas genéticas para determinar la presencia de estos genes mutados. No caigamos en el error de pretender estudiar indiscriminadamente a todas las mujeres mexicanas en este aspecto. El costo de la prueba es bastante alto y existen indicaciones específicas para realizar dicho estudio. En mi experiencia profesional han sido pocos los casos que han requerido identificación de estas alteraciones genéticas, y de éstos sólo un porcentaje han dado positivos. Un genetista o un oncólogo pueden determinar la necesidad específica de esta detección en cada caso particular.

Exposición a radiación

Si en la niñez, adolescencia o durante los primeros años de la vida adulta una mujer, que es la etapa de desarrollo mamario, recibió terapia de radiación en el tórax, tiene un riesgo incrementado de desarrollar cáncer de mama. Los cambios celulares provocados por la radiación hacen que ciertas células sean más propensas a producir cambios desfavorables tanto en su estructura como en su función, teniendo como resultado el desarrollo de un cáncer. Las radiaciones solares y de otros tipos, como la mastografía, son tan pequeñas que resulta improbable que se desencadene este fenómeno.

Sobrepeso y obesidad

La grasa constituye una importante fuente de estrógenos. Ya determinamos con anterioridad que la exposición a estrógenos incrementa el riesgo de generar cáncer de mama. El riesgo se incrementa aún más si existe sobrepeso u obesidad después de la menopausia.

Para fines prácticos, es lo mismo una hormona natural que una sintética, así que no existe una diferencia significativa entre la producción excesiva propia y la administración externa de estrógenos. En tal caso, los efectos y mecanismos son exactamente iguales, así que no profundizaremos en este concepto.

Es importante y saludable mantener un peso adecuado con un porcentaje de grasa ideal para tu estatura y complexión. Somos el segundo país con mayor cantidad de adultos obesos y el primero en obesidad infantil. Independientemente del riesgo para cáncer de mama, esto constituye un importante problema de salud que genera un gasto estratosférico en la administración de sistemas de salud tanto públicos como privados. Una dieta balanceada, rica en fibra y antioxidantes seguramente te reportará grandes beneficios que no sólo repercutirán en la probabilidad de tener cáncer de mama. Además es muy probable que logres tener un cuerpo que causará envidia entre tus amigas y más aún entre tus enemigas.

Tener tu primer hijo después de los 35 años

El no llevar nunca un embarazo a término o tener tu primer hijo después de los 35 años representan un factor de riesgo importante. El cuerpo femenino está diseñado para comenzar a reproducirse desde que inicia su menstruación. Toda mujer nace con el total de óvulos que necesita, no los produce. Es lógico pensar entonces que mientras más joven la mujer, más joven el óvulo y por lo tanto de mayor calidad. Recordemos que no hace mucho tiempo la expectativa de vida era muchísimo menor. Hoy nos suena ridículo pensar que una niña de 13 o 14 años pueda ser madre. Existe una incongruencia entre la madurez física y psicológica, es decir, puede que el cuerpo de una niña esté capacitado para procrear pero su mente no.

Además estamos viviendo una revolución social en la que la mujer ocupa un lugar importante no sólo en la familia, también en todos y cada uno de los ámbitos que rodean al ser humano. La presencia social, económica, política y profesional de la mujer es cada vez más importante e impactante. El desarrollo social, mental y emocional de las mujeres desafortunadamente no va a la par de su evolución física. Cada vez es más frecuente que las mujeres posterguen su maternidad en aras de su crecimiento personal, profesional y económico. Este hecho no es ni bueno ni malo, simplemente así se ha dado. Hoy por hoy es una realidad en México. El problema es que su cuerpo no está hecho para tales fines y esta postergación acarrea varios problemas, principalmente de salud, entre los cuales destacan una mayor probabilidad de tener cáncer de mama.

La función de la glándula mamaria es la producción de leche que provee nutrición y anticuerpos al recién nacido. Mientras más tempranamente se utilice para tal propósito, mucho mejor. El hecho de que una glándula permanezca inactiva, sin ejercer la función para la cual fue diseñada, hace que se produzcan cambios en su estructura y por lo tanto es más propensa a una degeneración maligna. No pretendo con esta información realizar un juicio, no es esa mi función. Simplemente pretendo presentar una realidad médica científica con el fin de que las mujeres que lean este libro tengan información objetiva, veraz y actualizada que les permita tomar una decisión objetiva, individual y en todos los casos muy respetable acerca del camino que quieran tomar. Nuevamente, y con el riesgo de ser extremadamente repetitivo, si tu decisión es postergar tu maternidad, sólo te pido un apego estricto a la rutina de detección temprana (autoexploración mensual, visita anual al especialista y estudios de mastografía y ultrasonido en caso necesario). Soy un firme creyente de que este mundo es mucho mejor con la participación de todos. El compromiso no tiene sexo. Lo único que te pido es que te cuides, que te preocupes por tu salud, porque cada que muere una mujer mexicana, el país pierde una parte importante e irrecuperable de su estructura y fortaleza.

Factores ambientales

No se puede descartar por completo que la contaminación ambiental, los fertilizantes y pesticidas, el alimento de los animales para consumo humano, los conservadores, los alimentos transgénicos y la multiplicidad de compuestos químicos a los que estamos expuestos diariamente juega un papel importante en el desarrollo de enfermedades, incluyendo el cáncer de mama. No hay evidencia contundente a este respecto, pero creo firmemente que la combinación de ellos, aunado a otros factores de riesgo, tiene un impacto alto. Sería imposible eliminar por completo nuestra exposición a sustancias tóxicas. La selección responsable de los alimentos que consumimos, un estilo de vida saludable y no exponerlos innecesariamente a sustancias tóxicas, tendrá un efecto benéfico en nuestra salud.

Consumo de alcohol y tabaco

Las bebidas alcohólicas son tóxicas por definición, pero además al metabolizarse se producen nuevas sustancias, que son igual o más dañinas para el organismo y que no se eliminan por completo, por lo menos de forma inmediata ocasionando daño hepático. Se calcula que el consumo de tres onzas de alcohol por semana (el equivalente a tres copas) incrementa el riesgo de cáncer de mama. Obviamente la tolerancia y toxicidad varían en cada persona. Se ha encontrado una relación entre el consumo de alcohol y una probabilidad mayor de que existan cambios celulares que favorezcan la aparición de un tumor maligno en los senos. Por otra parte, el humo de tabaco contiene una infinidad de productos tóxicos que, en lo individual y en conjunto, se asocian al cáncer de mama. Definitivamente el tabaquismo no es el detonante más importante en el desarrollo de esta enfermedad, como lo es en el cáncer de pulmón, pero sí se ha relacionado a un riesgo mayor.

Una biopsia de mama previa con alteraciones

Cuando existe historia personal de una biopsia de mama con alteraciones de tipo fibroadenoma complejo, adenosis esclerosante, hiperplasia con atipia o papiloma solitario, que son enfermedades benignas con cierta tendencia a la malignización, hay un pequeño incremento en el riesgo para cáncer de mama. Todos estos cambios se comentan a detalle en el capítulo 1.

Herencia

Algunos grupos étnicos tienen una mayor probabilidad de tener cáncer de mama que otros. Esto se debe a mutaciones genéticas específicas heredadas. Por ejemplo, las mujeres descendientes de judíos de Europa del este o Europa central (familias Ashkenazi), tienen un mayor riesgo.

Raza

Las mujeres de origen caucásico son más propensas a desarrollar tumores malignos en la mama que las mujeres hispánicas, latinas, asiáticas o afroamericanas. Contrario a esta tendencia, en nuestro país hay muy pocas mujeres caucásicas y la incidencia del cáncer de mama es alta. Hay estudios muy interesantes que demuestran que mujeres inmigrantes en los Estados Unidos de origen, por ejemplo asiático, incrementan su riesgo al adoptar el ritmo y estilo de vida de ese país, hecho que demuestra que los factores ambientales influyen de manera mucho más directa que los factores raciales. La influencia norteamericana es enorme en México y cada vez más hemos adoptado modelos, conductas y estereotipos de nuestros vecinos del norte. Esto, en mi opinión, ha traído como consecuencia, entre otras cosas, una mayor propensión de nuestras mujeres a padecer cáncer de mama.

Otros cánceres en la familia

Existen síndromes que se caracterizan por generar tumores malignos en diversos órganos y sistemas del cuerpo humano. Estos síndromes son extremadamente raros en México; por mencionar algunos, conocemos el síndrome de Lynch, el de Cowden y el de Li-Frau-Meni. No vale la pena explicarlos por su presentación infrecuente. El punto es que la presencia de antecedentes familiares, no necesariamente en línea directa, de múltiples casos de cáncer de mama, cáncer de ovario o cáncer de colon, deben alertar al oncólogo de una probable alteración que merece ser estudiada para determinar la posibilidad real de desarrollar cáncer de mama.

Sedentarismo

Se sabe que existe una relación directa entre la vida sedentaria y el desarrollo de cáncer de mama, practicar ejercicio regularmente disminuye los riesgos hasta en 40 %. Las razones son las siguientes:

- Una rutina de ejercicio regular ayuda a prevenir el sobrepeso y la obesidad.
- Disminuyen niveles de estrógenos.
- Disminuyen los requerimientos de insulina, —hormona que está asociada a un mayor riesgo de cáncer de mama.

De cualquier manera, la práctica de cualquier disciplina física mejora considerablemente la salud, así que no es una mala idea incorporar ejercicio a la rutina, por lo menos tres veces a la semana, por un mínimo de treinta minutos. El simple hecho de caminar treinta minutos mejora el nivel de oxigenación celular y mantiene en buen estado la función cardiaca y pulmonar. En mujeres posmenopáusicas hay un beneficio evidente en la prevención de osteoporosis.

Algunas mujeres que hayan leído este capítulo podrán experimentar una falsa sensación de seguridad al hacer un recuento de los factores de riesgo y notar que no se identifican con ninguno de ellos, más allá del de ser mujer. Recordemos que poco más de 60 % de las mujeres diagnosticadas con cáncer de mama no tenían factores de riesgo identificables, por lo tanto, nadie puede sentirse 100 % inmune. Por otra parte, habrá lectoras que se alarmen al darse cuenta de que tienen varios factores de riesgo que incrementan la posibilidad de tener cáncer de mama. El consejo tanto para aquellas mujeres que no tienen un riesgo incrementado, como para las que tienen un riesgo intermedio o alto, es tomar una actitud responsable e incorporar los elementos de la rutina de detección temprana (autoexploración, visita anual con el especialista y estudios de imagen necesarios) a su vida cotidiana.

AUTOEXPLORACIÓN MAMARIA, ¿CÓMO SE HACE Y PARA QUÉ SIRVE?

LA MORTALIDAD POR CÁNCER de mama en México es alta y constituye un problema para los ámbitos familiar, laboral, social y económico. En nuestro país, cada dos horas muere una mujer víctima del cáncer de mama. Si habláramos de una enfermedad para la cual no hay remedio, se entendería un poco mejor estas cifras, pero existe una solución real para el cáncer de mama —con alta probabilidad de curación—, sobre todo si se detecta en etapas tempranas. Más aún, se trata de una enfermedad que afecta un órgano de fácil autoexploración, de una sencilla revisión por un oncólogo y para la cual existen estudios no invasivos, relativamente accesibles para casi cualquier persona. Por la suma de estos factores, es muy difícil aceptar la situación actual del cáncer de mama en Mexico.

¿Por qué no estamos detectando la enfermedad en fases en las que es altamente probable ofrecer curación? ¿Qué está faltando en la ecuación para que esas cifras queden en el pasado? Lo más contradictorio es que, seguramente, no hay una sola mujer en este país que no se angustie por la probabilidad de padecer cáncer de mama, pero la mayoría de las mujeres no hace nada al respecto. ¿Son factores sociales, psicológicos o simplemente la ignorancia lo que impide un cambio radical al respecto? No hace falta que mueran muchas mujeres más para resaltar la importancia de la detección temprana de cáncer. La población del país que actualmente está en riego de presentar cáncer de mama suma más de ocho millones de mujeres; en contraste, sólo se realizan un promedio de 250 mil mastografías anualmente. Comparativamente, el costo del tratamiento de una mujer con cáncer de mama en etapa avanzada equivale al de más de mil estudios de imagen para la detección oportuna de la enfermedad. La cuestión es: ¿no están mal enfocadas las prioridades? Estamos luchando en contra de un enemigo que nosotros mismos hemos dejado crecer hasta el punto de volverlo muy poderoso. ¿Por qué?

Existen muchas explicaciones que pueden responder, por lo menos parcialmente, a estas interrogantes.

En primer lugar, la sociedad mexicana está marcada por creencias y roles limitantes:

- Cada vez menos, pero aún se da el fenómeno de que el esposo no permite que un médico revise a su mujer y sus senos. Esto se da principalmente en grupos de nivel sociocultural bajo.
- También el pudor y la ignorancia impiden que una mujer acuda a una revisión médica.
- El miedo de enfrentarse a la posibilidad de un diagnóstico adverso hace que muchas mujeres se paralicen y no hagan absolutamente nada con respecto a su salud
- La nula educación de mujeres en la disciplina de autoexploración contribuye enormemente.
- La creencia de que "a mí no me puede suceder".

En muchas poblaciones de nuestro país no existen servicios de salud adecuados, ni técnicos (aparatos para realizar mastografías, llamados mastógrafos) ni humanos (médicos capacitados) para detectar el cáncer de mama.

Acudir a médicos generales, ginecólogos, cirujanos generales, internistas y, en general, a médicos que no tienen el entrenamiento adecuado en enfermedades mamarias, se suma a las causas, antes expuestas, que agravan el problema de la detección temprana. Existe un déficit importante de oncólogos en nuestro país: actualmente sólo hay alrededor de 1 100 de ellos certificados, la mayoría de los cuales se concentra en zonas urbanas que cuentan con los recursos necesarios que permiten su adecuado desarrollo profesional.

La inmensa demanda de consulta y estudios que tienen los hospitales públicos, así como los altos costos de honorarios médicos y de los estudios de las instituciones privadas, también representan una importante consideración.

En suma, son muchas las razones que hacen del cáncer de mama un problema de salud importante en nuestro país.

Entonces ¿por dónde hay que comenzar? Por lo más sencillo: crear una cultura de autoexploración, lo cual es relativamente fácil dado que no requiere de gran derroche económico y puede tener un impacto real en la solución del problema. Esta responsabilidad recae en toda persona que conozca la sencilla técnica de la autoexploración. A partir de que termines de leer este capítulo, también tú serás responsable. Así que, manos a la obra y bienvenidos al grupo de los que creemos que el cambio es posible y de los que contribuimos para lograrlo. Lo ideal es que cada vez seamos más y que el grupo crezca para que tú y todos tus seres queridos no tengan que lamentar la pérdida de la vida de una mujer por el cáncer de mama.

Es indispensable educar a nuestras hijas —desde el momento en que comience su desarrollo mamario— en la importancia de la autoexploración mensual y la de acudir, llegado el momento, con un especialista calificado (oncólogo) para una revisión anual acompañada de estudios de imagen en caso de requerirse. En la medida en que el diagnóstico se haga, cada vez más, en forma oportuna, se podrán enfocar nuestros esfuerzos a solucionar, uno a uno, los demás problemas involucrados.

Explicaré de manera sencilla el procedimiento e iremos paso a paso para que la autoexploración te resulte fácil; después podrás enseñar a otras mujeres.

La autoexploración mamaria constituye, por sí misma, la herramienta más valiosa en el diagnóstico temprano de la enfermedad. Hoy existen múltiples campañas en medios masivos de publicidad que fomentan y promueven una cultura de autoexploración. Sin embargo, muy pocas mujeres saben qué es, para qué sirve y, sobre todo, cómo se hace.

¿Qué es la autoexploración?

Se trata de una revisión detallada de tus senos mediante la vista y el tacto. Por medio de la observación y palpación minuciosas de tus senos, obtendrás el conocimiento profundo de éstos, de tal manera que en cualquier momento puedas detectar anormalidades y buscar la ayuda adecuada.

¿Quién debe hacerse la autoexploración?

Todas las mujeres, a partir de que sus senos se desarrollen en la adolescencia, durante su vida fértil y aun después de que tengan la menopausia. La autoexploración constituye una manera de conocer completa y profundamente tus glándulas mamarias.

¿Cuándo se debe hacer la autoexploración?

Las mujeres que tengan su menstruación activa deben autoexplorarse mensualmente, a los tres días de haber terminado su sangrado. Supongamos que tu menstruación dura 3 días de sangrado activo. Entonces, contarás el día que comience como día uno; de tal manera que el día tres será el último día de sangrado; a partir de ese día contarás 3 más, es decir que la exploración mamaria la realizarás el sexto día contado a partir de tu primer día de sangrado. Un ejemplo más: si tu periodo dura siete días, entonces realizarás la revisión en el día 10 contado a partir de tu primer día de sangrado.

Este método tiene una razón: durante el periodo posterior a tu menstruación tus senos son más blandos y menos dolorosos, lo que permite una adecuada revisión. Cada mes repetirás la autoexploración *solamente un día.*

Autoexplórate 3 días después de haber terminado tu sangrado menstrual

Recuerda que las glándulas mamarias son influenciadas por diversas hormonas a lo largo del ciclo menstrual, así que si haces la autoexploración en días diferentes durante el mes, podrías tocar bolitas que te confundan y te alarmen; además, no lograrás conocer a lo largo del tiempo la forma y consistencia de tus senos.

Conforme transcurra el tiempo, si te apegas a esta sencilla regla, conocerás a la perfección tus senos y podrás identificar cualquier anormalidad que se presente.

Mujeres que ya han pasado por la menopausia
Las mujeres en quienes la menstruación ya no está presente deberán escoger un día fijo de cada mes; por ejemplo, *sólo se revisarán* los días 12 (12 de enero, 12 de febrero, 12 de marzo y así consecutivamente durante todo el año). De preferencia, escoge *los primeros días del mes* y no los últimos, así tendrás un recordatorio constante de que cuando cambie el mes es momento de hacer tu revisión mensual.

Existe un caso especial para determinar el día de la autoexploración: las mujeres embarazadas. Aunque no es frecuente, hay mujeres que desarrollan cáncer de mama durante el embarazo. La exploración mamaria es difícil durante este periodo porque la "revolución" hormonal que sucede en tu cuerpo hace difícil la palpación de tus senos. El consejo es que, en tal caso, acudan con un oncólogo tan pronto sepan que se encuentran embarazadas. Lo mejor es no interrumpir la rutina de autoexploración; aunque resulte difícil, es mejor palpar los senos cada mes, que no hacer nada. Para ello, lo recomendable es escoger un día fijo cada mes y realizar la revisión disciplinadamente. Una vez terminando de amamantar, hay que reiniciar de manera habitual tanto las exploraciones como la visita al oncólogo.

Siempre resultará útil programar mensualmente la fecha de tu autoexploración, de modo que no se te olvide. A lo largo del tiempo esta práctica se convertirá en una rutina en tu vida y ya no necesitarás recordatorios. Si lo piensas bien, la autoexploración representa una de la citas más importantes que tendrás cada mes y, como cualquier otro evento destacado en tu calendario, no debe ni puede ser cancelado, postergado y mucho menos minimizado. Toma en cuenta que se trata de una actividad que puedes realizar en la intimidad de tu hogar y que tan sólo cinco minutos bastan para cumplirla. Todos tenemos ese tiempo para dedicarlo a nosotros, así que no hay pretexto que valga.

AUTOEXPLORACIÓN

¿Cómo se hace la autoexploración?

La técnica es bastante sencilla. Lo primero que debes hacer es relajarte.

La autoexploración se hace en dos partes: la primera es la observación y la segunda es la palpación.

La observación

Consiste simplemente en mirar detenidamente tus senos en varias posiciones en busca de alguno de los siguientes cambios:

- Diferencia en la forma.
- Diferencia del tamaño.
- Diferencia en la simetría de los senos y los pezones.
- Diferencia en el color.
- Diferencia en la textura.
- Presencia de una bolita.
- Presencia de hendiduras o cambios en la piel.
- Aumento en el grosor de las venas.
- Heridas.
- Salida de líquido por los pezones.

La observación siempre debes hacerla colocándote frente a un espejo, de pie, desnuda de la cintura hacia arriba. Las posiciones en que debes hacer esta observación son 4:

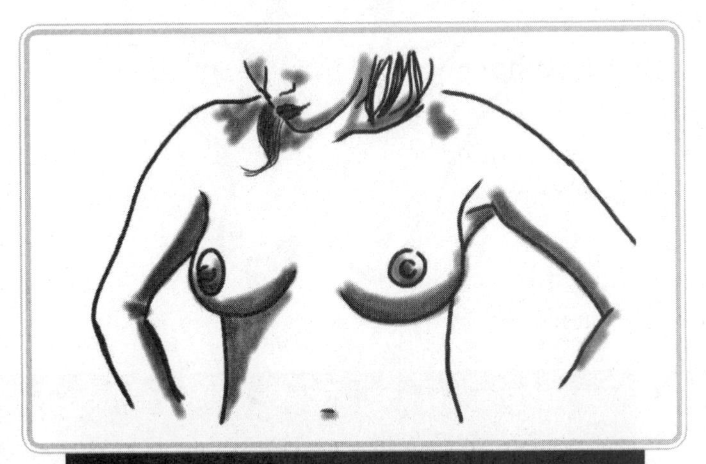

De pie, con tus manos en la cadera,
poniéndote de frente al espejo.

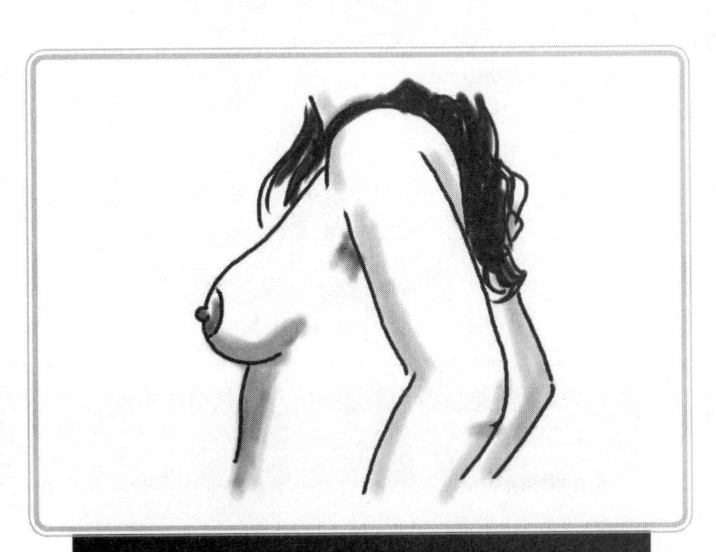

De pie, con tus manos en la cadera,
poniéndote de perfil en cada lado.

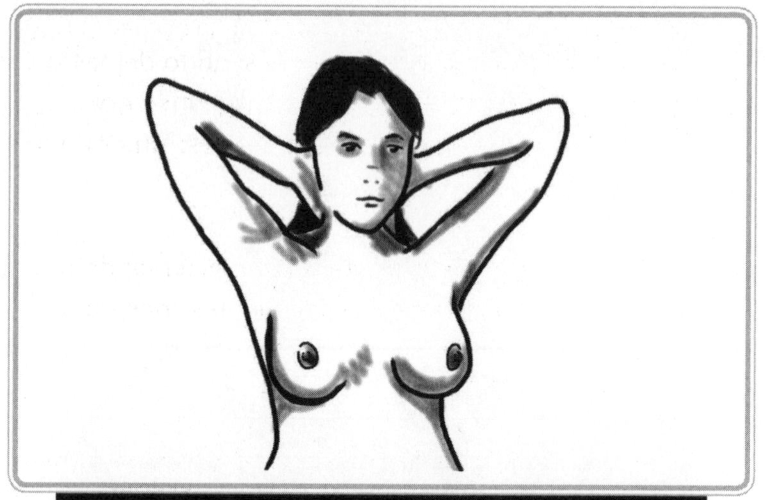

De pie, con tus manos en la nuca, con los dedos entrelazados por detrás de la cabeza y observando tus senos de frente y de costado.

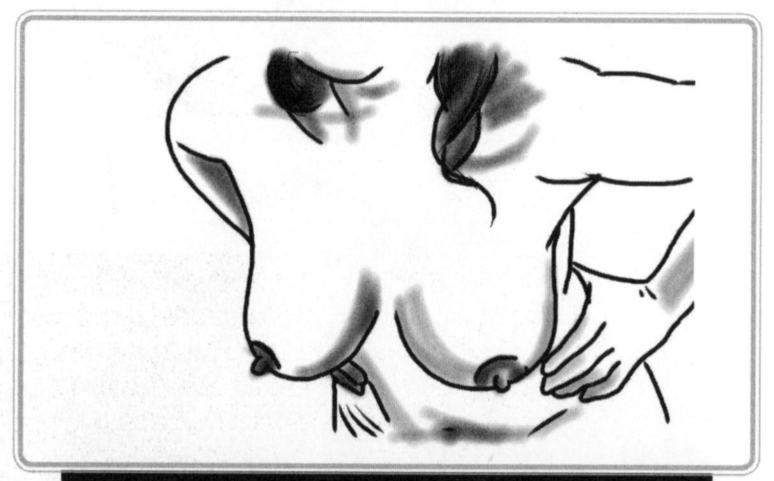

De pie, con tus manos en la cadera, de frente al espejo, inclinando el torso hacia adelante.

Con esto has completado la observación de tus mamas.

La palpación

La palpación es el uso del sentido del tacto con tus manos en busca de anormalidades que se puedan tocar; se realiza en dos partes: una de pie y una acostada.

La primera parte se realiza conservando tu postura de pie y haciendo las siguientes maniobras:

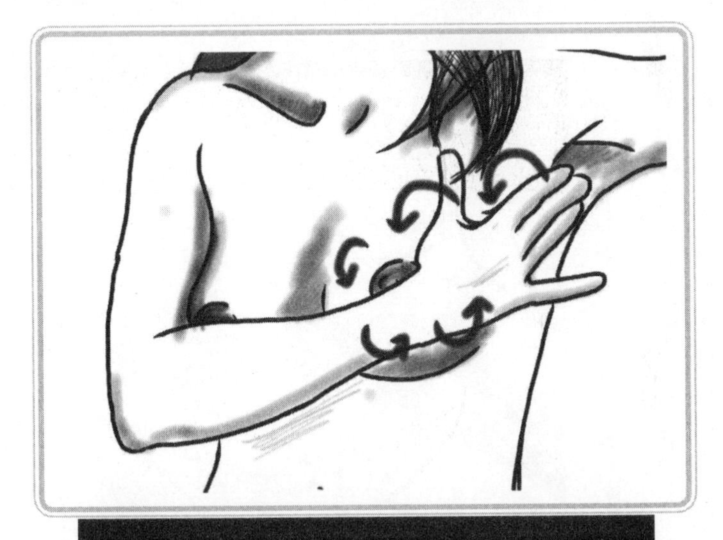

Coloca tu mano izquierda en la cadera; con tu mano derecha, toca muy suavemente —con la yema de los 3 dedos centrales— tu axila izquierda, haciendo pequeños movimientos circulares.

Ahora recorre tu mano hacia el seno izquierdo y realiza los mismos pequeños movimientos circulares recorriendo la circunferencia de tu seno en el sentido de las manecillas del reloj, sin dejar de tocar ninguna parte de él.

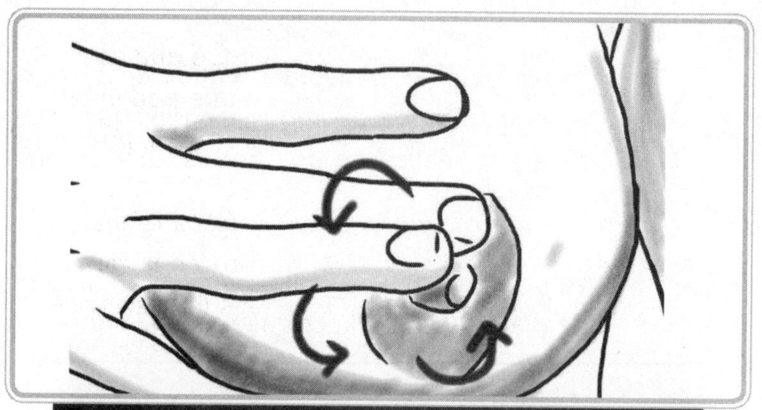

Ejerce presión en el pezón, con los mismos tres dedos buscando alguna bolita que se encuentre por detrás de él.

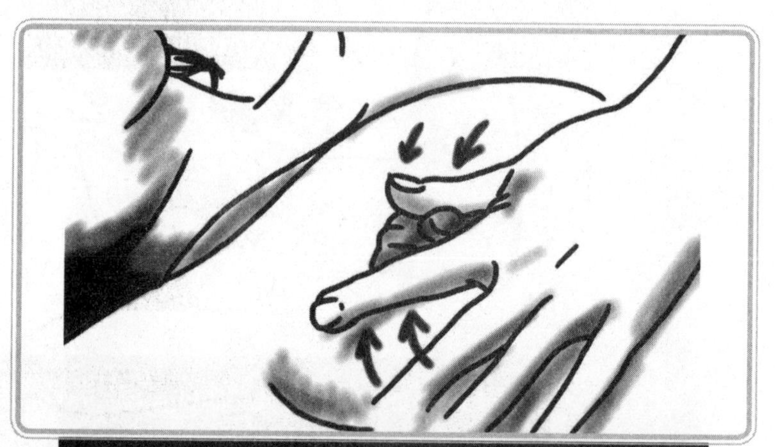

Por último, aprieta el pezón entre tus dedos pulgar, índice y medio y observa si sale algún tipo de líquido.

Haz las mismas maniobras pero ahora colocando tu mano derecha en la cadera y utilizando tu mano izquierda para explorar la axila y la mama derechas.

Casi hemos terminado y el tiempo que ha transcurrido ha sido breve, así que podemos continuar por un par de minutos más. ¡Ánimo!

Para la segunda y última parte de la rutina, tienes que recostarte boca arriba en la cama o en el piso. Realiza las siguientes indicaciones:

Coloca tu mano izquierda en la nuca, por detrás de la cabeza. Nuevamente, utiliza las yemas de los tres dedos centrales de tu mano derecha, haciendo pequeños movimientos circulares para tocar con suavidad tu axila izquierda en busca de bolitas.

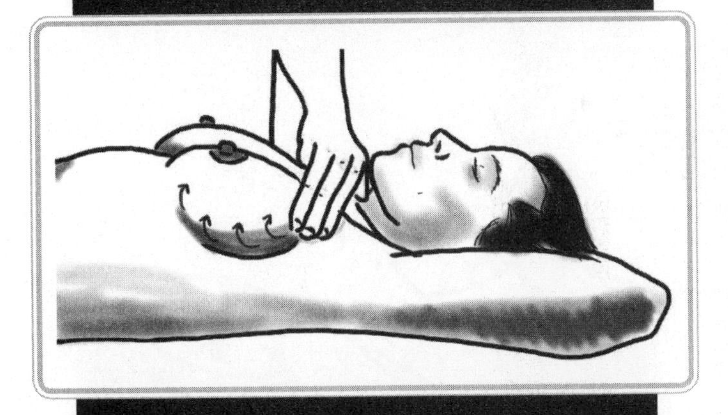

Baja tu mano hacia tu seno izquierdo muy despacio, sin dejar de hacer los movimientos circulares. Ahora, con los mismos movimientos de los tres dedos que ya te indiqué, recorre tu seno izquierdo en el sentido de las manecillas del reloj, tocando cada parte de él sin despegar los dedos de tu piel, hasta completar el círculo.

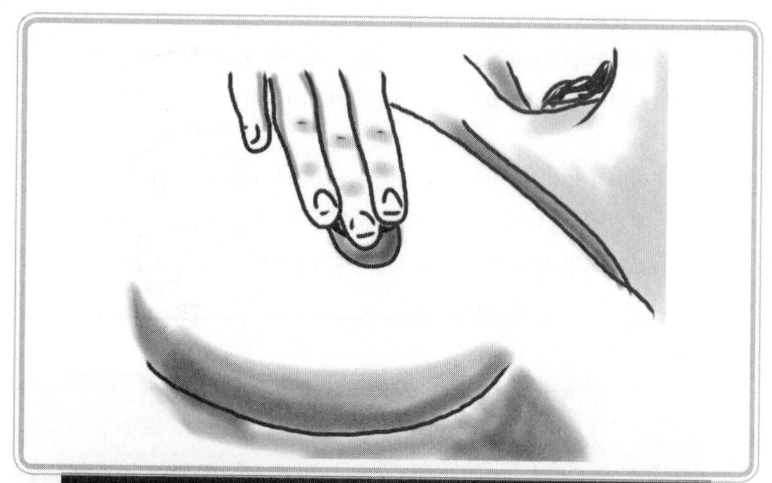

Coloca los dedos en el pezón izquierdo y ejerce una presión firme para detectar alguna anormalidad por detrás de éste.

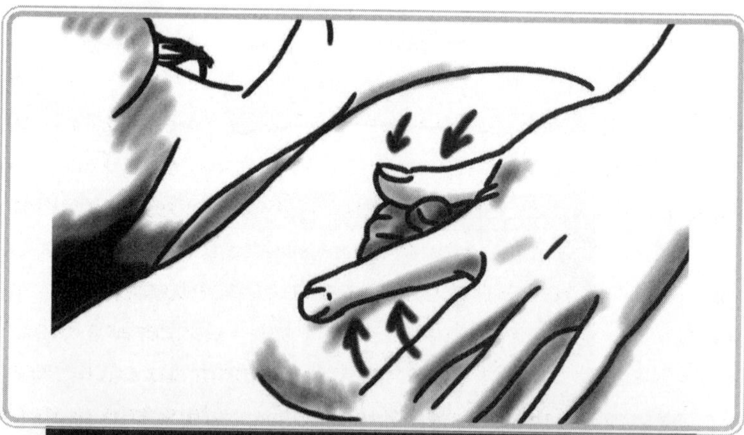

Aprieta el pezón entre tus dedos pulgar, índice y medio y observa si sale algún tipo de líquido.

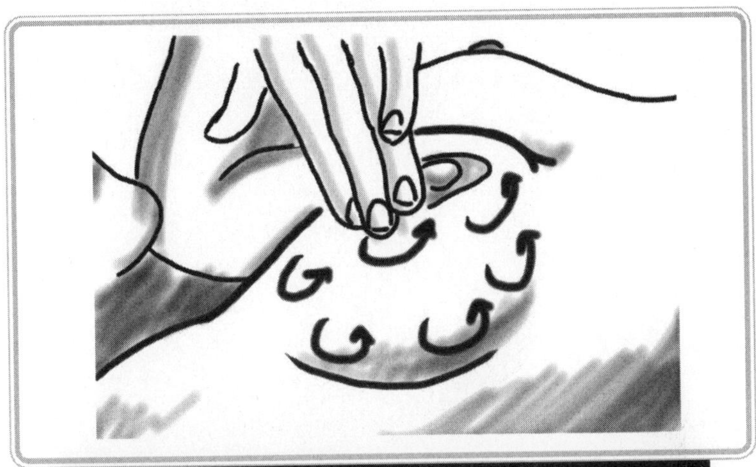

Repite la misma serie, pero ahora explora tu seno y axila derechos con la mano izquierda, colocando tu mano derecha debajo de la cabeza.

¡Felicidades! Has aprendido algo que puede salvar tu vida. Recuerda que no existe prevención del cáncer de mama, sólo detección temprana; por eso debes estar atenta ante cualquier cambio en tus senos. En la medida en que vayas adquiriendo experiencia en la autoexploración, tendrás mayor habilidad y, sobre todo, conocerás a la perfección tus senos; de tal forma que si algún día encuentras alguna anormalidad, estoy seguro de que buscarás la atención adecuada de un oncólogo.

¿CÓMO SE DIAGNOSTICA EL CÁNCER DE MAMA?

UNA RUTINA DE AUTOEXPLORACIÓN y la disciplina de acudir con el oncólogo regularmente representan la vía más segura para diagnosticar tempranamente la enfermedad.

La mayor parte de las mujeres busca ayuda cuando se detecta un nódulo o bolita al tocar sus senos. En ese momento se dispara una gran dosis de ansiedad; inmediatamente se piensa en un tumor maligno; se busca desesperadamente una cita con un médico y se inicia un proceso de diagnóstico.

Hay otro grupo de mujeres —desafortunadamente, las menos— que por rutina acude cada año con el oncólogo, quien solicita estudios de escrutinio como mastografía (o mamografía; ambos términos se utilizan indistintamente) y ultrasonido, en los cuales se detecta alguna anormalidad. En cualquiera de los casos anteriores, podría ser necesario un estudio más profundo para determinar el origen del problema. En primer lugar, tienes que saber que la mayoría de los nódulos que se tocan en la mama es de origen benigno (hasta 80 %), así que la probabilidad de cáncer, aunque existe, es relativamente baja. En segundo lugar, debes estar consciente de que el especialista indicado para evaluar tu caso es el oncólogo, no el ginecólogo, quien puede determinar tu riesgo y la necesidad de practicar estudios posteriores.

Los especialistas dedicados al cuidado, vigilancia y tratamiento de las enfermedades mamarias son los oncólogos, hecho que muy poca gente conoce. La mayoría de la población piensa que las glándulas mamarias caen en el terreno de la ginecología, por ser un órgano desarrollado exclusivamente por las mujeres. La mayor parte, sino es que todos los programas de entrenamiento en la especialidad de ginecología y obstetricia en México dedican una muy pequeña parte al estudio de la glándula mamaria.

La experiencia que obtienen los ginecólogos en la interpretación de estudios de imagen, diagnóstico, tratamiento y manejo, en general, de la mama es muy poca. En cambio, la especialidad de oncología dedica una gran parte del tiempo al estudio de este órgano, entrenando extensamente a sus especialistas en todo lo que concierne a la glándula mamaria. Por tanto, la experiencia que obtiene un especialista en oncología es muchísimo mayor que la obtenida por un ginecólogo. Uno de los puntos clave para cambiar el curso y los resultados del cáncer de mama en nuestro país consiste en que sea el especialista indicado —insisto, el oncólogo— quien se encargue de todos los aspectos relacionados con la salud de los senos. Hay infinidad de ejemplos de casos que fueron manejados inicialmente por ginecólogos y que terminan en tragedia, cuando ésta pudo ser evitada con un tratamiento adecuado. Los criterios necesarios para determinar el mejor manejo de las enfermedades mamarias son estrictos y no deben ser manejados por médicos sin entrenamiento intensivo en el área.

Una vez que acudas a tu cita, el oncólogo hará un historial clínico muy completo, para conocerte mejor y poder determinar la presencia de factores de riesgo. Con tal historial clínico averiguará lo siguiente:

- Si existe algún síntoma asociado como dolor, salida de líquido por el pezón, crecimiento del nódulo, cambios en la piel, etcétera.
- Antecedentes familiares de cáncer.
- Tu estilo de vida en cuanto a dieta, ejercicio, consumo de alcohol, tabaquismo, uso de anticonceptivos o terapia de reemplazo hormonal.
- Edad en la que se presentó tu menarca, así como el ritmo y duración de tu sangrado menstrual.
- Edad en que se presentó la menopausia, si fuera el caso.
- Número de embarazos y el resultado de los mismos, así como la edad en la que tuviste tu primer hijo y si utilizaste algún método de reproducción asistida.
- El tiempo que duró la lactancia con cada uno de tus hijos.
- Fecha de tu mastografía o ultrasonido más reciente y, en caso de que existan, revisarlos minuciosamente.
- Enfermedades que tengas o hayas padecido en el pasado.
- Uso frecuente de medicamentos.
- Antecedentes de cirugías, incluyendo biopsias de mama previas, histerectomía (retiro quirúrgico del útero o matriz), quistes de ovario, ligadura de trompas de Falopio, y, en general, cualquier cirugía previa que hayas tenido.
- Alergias conocidas a medicamentos.

Una vez obtenidos estos datos, será indispensable que tu médico realice una exploración física completa, cuidadosa y detallada que se enfoque principalmente en ambas mamas, cuello y axilas, que le dará información importante para determinar el siguiente paso a seguir.

Quizá sea necesario solicitar estudios que revelarán la naturaleza de tu problema.

Los trastornos, llamados así de forma genérica y que pueden detectarse por una exploración física y/o estudios de imagen, incluyen todos los mencionados en el capítulo 1.

A continuación explicaré cuáles son los estudios más utilizados.

Estudios de imagen

Mastografía: Considerada como el estándar de oro en el diagnóstico de cáncer de mama. Es una radiografía simple de las glándulas mamarias, la cual nos revela la estructura interna. La cantidad de radiación utilizada para este estudio es muy pequeña, por lo que no representa ningún riesgo para las pacientes. Por lo general se toman dos proyecciones de cada mama, es decir, explora dos vistas o ángulos diferentes aunque pueden ser necesarias proyecciones adicionales y magnificaciones de algunas zonas en ciertos casos que requieran un estudio más profundo. Este estudio permite visualizar a detalle la organización y distribución del tejido mamario para detectar alteraciones que pueden ser muy sutiles. Existen tres tipos de mastografías:

a) Análoga: Utiliza las técnicas convencionales de rayos x.
b) Digital: Usa tecnología relativamente nueva y en teoría permite una mejor visualización que la análoga.
c) Imagen digitalizada: Por medio de un programa de computación, convierte una mastografía análoga en

una imagen que se parece mucho, pero no es igual, a una mastografía digital.

Realmente no importa el tipo de mastografía que se realice, siempre y cuando sea un buen estudio que nos permita ver claramente la totalidad del tejido mamario.

¿Quién debe hacerse la mastografía? La Norma Oficial Mexicana (NOM-041-SSA2-2002) determina que toda mujer con síntomas de patología mamaria a partir de los 35 años, mujeres jóvenes con sospecha de cáncer mamario (independiente de la edad) y mujeres con antecedente personal de cáncer mamario. Estas indicaciones son confusas. Este es un tema que ha generado mucha polémica y controversia entre las autoridades y los profesionales de la salud.

Mi consejo al respecto es determinar en conjunto con tu oncólogo tu necesidad específica y la mejor edad para hacerte una mastografía. Una creencia bastante arraigada y popular dice que es peligroso hacerte una mastografía antes de los 40 años de edad. Esto es falso. La realidad es que las mujeres jóvenes y aquellas que no han lactado tienen un tejido mamario extremadamente denso que no permite la adecuada visualización por medio de una mastografía, aunque existen técnicas especiales que nos permiten hacer un estudio adecuado en estas pacientes, en caso necesario.

Ultrasonido mamario: Es un estudio de imagen que no utiliza radiación. Envía señales sonoras a una frecuencia muy alta, las cuales rebotan en los tejidos y son captadas nuevamente por el aparato y traducidas en imágenes. Es el mismo sistema que utilizan los murciélagos, que son ciegos, para volar sin chocar. En general, el ultrasonido nos muestra las características físicas de los tejidos; es decir, si son sólidos, líquidos o mixtos. También nos informa si la estructura que estudia tiene paredes delgadas o gruesas. El ultrasonido nos da información diferente que en ocasiones complementa aquella obtenida por una mastografía. La mayor desventaja de este estudio es que no detecta microcalcificaciones (pequeños depósitos de calcio en el tejido mamario), que en ocasiones acompañan al cáncer de mama.

¿En quienes se debe practicar un ultrasonido? Por lo general, este estudio es más útil que la mastografía en pacientes que tienen tejido mamario muy denso, sean jóvenes o no. A veces también se utiliza como complemento de la mastografía en casos de hallazgos dudosos o sospechosos. Nuevamente, el oncólogo debe determinar la necesidad en tu caso de realizar este estudio.

Resonancia magnética nuclear (RMN): Al igual que el ultrasonido, no utiliza radiación. Es un aparato complejo que funciona con base en campos magnéticos y obtiene imágenes extremadamente claras y nítidas del cuerpo humano. Representa una herramienta muy efectiva en ciertos casos, pero su uso debe ser juicioso y basado en criterios específicos determinados por el oncólogo. El estudio por RMN es bastante caro y no es necesario realizarlo en la mayoría de los casos, ya que tanto la mastografía como el ultrasonido nos dan toda la información que requerimos.

Tomografía por emisión de positrones (PET-CT): Se trata de un estudio que combina varias técnicas con tecnología muy sofisticada; nos muestra tanto la estructura como la función de diversos órganos. No debe ser utilizado para el diagnóstico de cáncer de mama. Es un estudio útil en el seguimiento de pacientes que se encuentran en tratamiento para cáncer de mama o ya lo han concluido. Es extremadamente caro y su uso se debe restringir a pacientes que realmente lo requieran.

Todos lo estudios de imagen son realizados por técnicos, que no son médicos, ni tienen experiencia clínica, por lo que **no debes preguntarles a ellos acerca de los hallazgos encontrados en tus estudios**. Ha habido malas experiencias de pacientes que se alarman innecesariamente por algún comentario hecho fuera de lugar y sin fundamentos por técnicos radiólogos.

Una vez realizados, lo ideal sería que los estudios fueran interpretados por un médico radiólogo con especialidad en mama, también llamados radiólogos mastólogos. La cantidad de estos especialistas en México es muy pequeña, por lo que la mayoría de los estudios de imagen de la mama son interpretados por radiólogos generales, lo cual a veces genera problemas de diagnóstico. Los oncólogos tienen entrenamiento en la interpretación de estos estudios, pero no tan extenso ni experimentado como los radiólogos mastólogos, además de que desde el punto de vista legal debe ser un especialista en radiología quien firme cualquier clase de interpretación radiológica. Esta interpretación nos proporciona un diagnóstico radiológico basado en los hallazgos objetivos encontrados. Actualmente existe una estandarización de criterios propuesta por el Colegio Americano de Radiología (ACR, por sus siglas en inglés) y aceptada internacionalmente, logrando que todos hablemos un mismo idioma. Es válida y aplicable tanto a mastografía, como a ultrasonido y a RMN. Esta clasificación se llama BI-RADS (Breast Imaging Reporting and Data System, que significa sistema de reporte de datos de imágenes mamarias) y contempla seis categorías, que a continuación describo:

Categoría 0

Comprende estudios que no proporcionan la información necesaria para establecer un diagnóstico, es decir, requieren del complemento de otros estudios para determinar un diagnóstico definitivo claro. Por llamarlo así, es un estudio "incompleto". En ningún momento significa que no hay nada de qué preocuparse. Tampoco es un signo de alarma, simplemente requiere de otros estudios para poder dar un diagnóstico correcto.

Categoría 1

Se trata de un estudio adecuado en el que no se detectan alteraciones de ninguna especie. No requiere estudios más profundos ni tampoco tratamiento alguno.

Categoría 2

Existe la presencia de enfermedad claramente benigna que no despierta sospecha alguna de la posibilidad de que exista un cáncer. No se requiere tratamiento, ya que por lo general son condicionadas por el efecto normal del ciclo hormonal de las mujeres y no representan peligro alguno en la salud o en la vida de la paciente. Son cambios que probablemente desaparecerán por sí solos.

Categoría 3

Enfermedad eminentemente benigna pero con algunos datos que no son 100 % característicos de enfermedad benigna. Estos hallazgos no deben de generar angustia o temor.

Normalmente una conducta adecuada es repetir los estudios en un periodo entre 4 y 6 meses para volver a evaluar la lesión. Muchos médicos no-oncólogos se alarman ante esta categoría y proponen cirugía de forma inmediata para determinar el origen del problema. No debe realizarse una biopsia en estos casos, ya que la probabilidad de que se trate de una enfermedad benigna es extremadamente alta.

Categoría 4

Sospecha de malignidad. A su vez se subdivide en tres:

4 a: Lesión con baja sospecha de malignidad.
4 b: Lesión con moderada sospecha de malignidad.
4 c: Lesión con alta sospecha de malignidad.
Esta categoría requiere obligadamente de la realización de una biopsia para determinar la naturaleza exacta de la lesión. De ninguna manera implica que exista cáncer, pero sí debe obtenerse un diagnóstico histológico (hecho por un patólogo al examinar tejidos bajo el microscopio).

Categoría 5

Lesión altamente sugestiva de malignidad. Como en el caso anterior, es obligada la obtención de tejido mediante una biopsia para un diagnóstico veraz.

Categoría 6

Es un estudio realizado a una paciente en la que ya se ha confirmado la presencia de un cáncer. Para que sea más claro: son pacientes ya diagnosticados con la enfermedad en las que se solicitan estudios de imagen para una evaluación más profunda.

Es muy importante distinguir la diferencia entre etapas clínicas de la enfermedad (las cuales se discutieron en el capítulo 2) y las categorías BI-RADS. Son dos cosas muy diferentes y no tienen relación. Por ejemplo, tus estudios pueden revelar una categoría 5 de BI-RADS y encontrarte en una etapa clínica I (temprana). Es frecuente la confusión entre estos dos conceptos, aun entre médicos generales y de otras especialidades.

Biopsias

Algunos pacientes requieren un estudio más detallado. Por lo general, el paso siguiente es hacer una biopsia. El término significa literalmente "observar tejidos vivos". El concepto erróneo que tiene la mayoría de la gente es que biopsia significa obtener una pequeña porción de tejido para su estudio, lo cual no es necesariamente cierto.

Estos son los diferentes tipos de biopsia que existen, así como la manera de obtenerlas:

Biopsia por aspiración con aguja fina (BAAF): Es una técnica muy sencilla que no requiere de alta tecnología y que puede realizarse incluso en el consultorio. No se requiere ni siquiera anestesia local. Con una jeringa común y corriente que tenga una aguja delgada, se punciona la lesión deseada y se aspira usando el émbolo de dicha jeringa. La intención es obtener líquido en aquellas lesiones que sean quísticas y, si se trata de lesiones sólidas, obtener células por medio de la aspiración. El material obtenido es enviado al patólogo para un diagnóstico. En este tipo de biopsia sólo es posible obtener células y no tejido propiamente (un tejido está compuesto por una gran cantidad de células), las cuales en ocasiones no son suficientes para obtener todos los datos del tumor. En general, el diagnóstico en esta modalidad se limita a mostrarnos si las células son malignas, si tienen algún grado de atipia (cambios celulares que favorecen la transformación maligna), o bien, si son benignas.

Biopsia con aguja de corte (también llamada *Trucut*): Igualmente representa una técnica sencilla, que se puede realizar en el consultorio, pero, a diferencia de la anterior, se utiliza una aguja especial, más gruesa, que tiene un mecanismo que realiza un corte fino del tejido deseado y requiere el uso de anestesia local. Previo a este procedimiento, es necesario suspender cualquier medicamento anticoagulante y verificar que los tiempos de coagulación sean adecuados. Aquí sí obtenemos un pequeño cilindro de tejido que le permite al patólogo dar un diagnóstico específico, e incluso realizar técnicas especiales como la inmunohistoquímica (IHQ). Esto significa que mediante un procedimiento sencillo, barato y prácticamente indoloro, se puede establecer un diagnóstico certero que nos permita diseñar el tratamiento más adecuado para el paciente.

Las dos técnicas anteriores son calificadas como mínimamente invasivas. En los casos en los que la lesión no es fácilmente palpable, o es muy profunda, es preferible realizar los dos procedimientos arriba mencionados mediante la guía visual de estudios de imagen como mastografía y/o ultrasonido. Esto se denomina *biopsia guiada por imagen;* es una variante realizada por un médico radiólogo mastólogo y representa una manera más segura y contundente de que se está obteniendo una muestra del tejido deseado.

Biopsia incisional: Representa una mayor agresión al paciente tanto física, como emocional y económicamente, ya que requiere de una pequeña cirugía, en un quirófano formal y utilizando ya sea anestesia local o general. Es necesario hacer una batería de estudios preoperatorios para garantizar la seguridad del paciente ante la operación. El objetivo es obtener una muestra pequeña del tejido sospechoso. El costo de este procedimiento es elevado y el tiempo de recuperación es mayor.
Biopsia excicional: Es básicamente lo mismo que la anterior. La única diferencia radica en que aquí el objetivo es extraer la totalidad del tejido sospechoso.

Biopsia con marcaje tridimensional: Es una biopsia quirúrgica, pero de una lesión que no es palpable ni visible. ¿Cómo es esto posible? Por ejemplo, las microcalcificaciones y otras lesiones pequeñas solamente son visibles por medio de la mastografía y en ningún caso son palpables. Si se presenta esta situación, es posible introducir previo a la cirugía un alambre muy delgado mediante el uso de rayos x, cuya finalidad es la de guiar al cirujano hacia el sitio exacto de la lesión. De esta manera el cirujano tiene como objetivo encontrar, durante la cirugía, la punta del alambre que le indica la localización exacta de la lesión. Una vez que lo encuentra, retira el tejido que lo circunda y lo manda, en primera instancia, nuevamente a que se le tome una fotografía con rayos x, en donde se debe evidenciar la lesión sospechosa. Una vez confirmado esto, el tejido se envía a patología para su estudio definitivo.

En todos los casos, las biopsias quirúrgicas deben ser realizadas por oncólogos especialistas entrenados en cáncer de mama, con criterios oncológicos sólidos. Una biopsia hecha por una persona no calificada puede traer como consecuencia la diseminación del tumor a otras áreas del cuerpo y limitar o impedir que un paciente se cure. Es impresionante la cantidad de pacientes que son operados por médicos generales, ginecólogos y cirujanos generales cuyo pronóstico cambia radicalmente por un procedimiento mal efectuado.

En la mayoría de los casos es posible obtener un adecuado diagnóstico por medio de biopsias mínimamente invasivas, por lo que estas técnicas deben preferirse, y limitar las biopsias quirúrgicas a aquellos pacientes en los que no sea posible un diagnóstico por mínima invasión, los cuales realmente son infrecuentes. Los oncólogos utilizamos cada vez menos los abordajes quirúrgicos para establecer el diagnóstico de cáncer de mama.

Por ninguna razón se debe solicitar al patólogo un estudio transoperatorio para diagnóstico. Esto significa enviar el tejido mientras se está en el quirófano para un diagnóstico en ese momento. Las técnicas utilizadas por los patólogos para observar rápidamente tejidos tienen un alto porcentaje de error en cáncer de mama, así que nos pudieran reportar un cáncer cuando en realidad no existe; o lo contrario. Siempre es preferible enviar el tejido para estudio definitivo, el cual debe ser analizado con calma para llegar a un diagnóstico certero.

En ciertos casos, también serán necesarios estudios sencillos de rayos x y laboratorio para descartar la presencia de metástasis; o quizá una radiografía de tórax, un ultrasonido de hígado, radiografías de los huesos, pruebas de sangre para determinar la función hepática, etcétera. La necesidad de hacerlos será determinada por el oncólogo.

El conjunto de exámenes y pruebas que se describen en este capítulo es suficiente para establecer un diagnóstico veraz. En algunos casos excepcionales, serán necesarios otros estudios o procedimientos para llegar a un diagnóstico o establecer un camino de tratamiento eficaz. El oncólogo podrá resolver tus dudas y asesorarte para que en conjunto se tome la mejor decisión.

Es importante que conozcas toda esta información para que te involucres de forma muy activa en la toma de decisiones de la ruta diagnóstica que debe emplearse en tu caso. La información correcta te permitirá tomar la decisión correcta teniendo una comunicación estrecha con el oncólogo. Tienes que desarrollar la confianza necesaria para exponer tus dudas y asegurarte de que el médico tenga el conocimiento y la capacidad para llevar tu caso. A fin de cuentas, es tu vida la que está en juego.

Casos especiales, ¿qué hacer?

6

El cáncer de mama surge en la mayoría de las pacientes en las formas más comunes y frecuentes, por lo que, en las manos adecuadas, el diagnóstico y tratamiento resultan bastante obvios; sin embargo, existen casos especiales en los que es necesario modificar algunos aspectos en cuanto a la mejor manera de establecer el diagnóstico y tratamiento óptimos. Este capítulo trata algunos de estos casos: cáncer de mama bilateral, cáncer de mama y embarazo, cáncer de mama en la paciente anciana y cáncer de mama metastásico.

Cáncer de mama bilateral

Recordemos que las glándulas mamarias son y funcionan como dos órganos independientes. El hecho de que una muestre alguna alteración no significa que la otra también. En la mayoría de los casos de cáncer de mama, la afectación es *en un solo seno*, pero en otras mujeres la enfermedad se presenta *en ambas glándulas*. Existe una diferencia importante si el cáncer surge al mismo tiempo en ambas glándulas o si se manifiesta en la glándula sana tras meses o años de distancia. El antecedente de haber padecido cáncer en una mama incrementa de manera importante el riesgo de presentar la enfermedad en la otra.

Afortunadamente esto no es la generalidad. Cuando el cáncer ataca ambos senos al mismo tiempo se llama *cáncer de mama bilateral sincrónico* y es el tema del que hablaremos en las siguientes líneas.

La primera impresión que causa el cáncer de mama bilateral sincrónico es que es doblemente peligroso y doblemente mortal, lo cual es falso. El término sólo significa que la enfermedad existe en ambas mamas y que debe diagnosticarse y tratarse de forma independiente. Por lo tanto, el primer paso será obtener una muestra del tejido sospechoso por medio de una biopsia, de preferencia mínimamente invasiva, en ambos senos. Puede darse el caso, aunque no necesariamente, de tener dos tipos diferentes de tumores; por ejemplo, carcinoma ductal derecho y carcinoma lobulillar izquierdo. También pueden tener diferentes grados de agresividad: grado I el derecho y grado III el izquierdo. Deben valorarse los receptores hormonales en cada tumor. Una vez confirmado el diagnóstico, cada mama deberá etapificarse evaluando las características del tumor y los ganglios axilares de ambos lados, de manera independiente. Durante la evaluación de las metástasis sería muy difícil identificar cuál de los tumores les dio origen, a menos que sean dos tipos. Ya con toda esta información puede diagnosticarse. Por ejemplo: en la mama derecha se trata de un carcinoma ductal infiltrante grado I, etapa clínica IIb, y en la izquierda tenemos un carcinoma ductal in situ grado II, etapa clínica 0. La cirugía ideal para cada caso debe ser planeada individualmente, pero realizada al mismo tiempo. Esto es, del lado derecho se hará, por ejemplo, una mastectomía conservadora de piel con disección radical de axila, con primer tiempo de reconstrucción, y del lado izquierdo se realizará una cirugía conservadora de mama con identificación de ganglio centinela y sin necesidad de reconstrucción. Todos los ejemplos anteriores constituyen sólo una posibilidad de las muchas que pudieran darse en cada caso.

No malinterpretes esta información como una regla en la que se establece *un tipo de cirugía específico para determinado tipo de tumor y una etapa clínica específica.* En cuanto a quimioterapia, se planeará con base en el tumor más agresivo o con la etapa clínica más avanzada, lo que quiere decir que sólo se dará un tipo de quimioterapia y no dos, como pudiera pensarse. La radioterapia también debe planearse de manera independiente. Puede darse el caso de que sólo un lado requiera radioterapia o que ambos la necesiten, pero serán diferentes planeaciones y esquemas. En este caso, puede darse la cuestión de que primero requiera radioterapia un lado y al terminar siga el otro. La necesidad de hormonoterapia y terapia biológica serán evaluadas con base en los reportes de inmunohistoquímica (IHQ). Todos estos tratamientos se explican con detalles en los capítulos correspondientes.

Cáncer de mama y embarazo

Esta condición no es muy frecuente, pero se ha dado. La relación aproximada es de un caso por cada doce mil embarazos. Este término aplica al cáncer de mama diagnosticado durante el embarazo y hasta un año después del nacimiento. La razón es que, aún después del parto, sigue existiendo influencia hormonal propia del embarazo y la lactancia. Sobra decir que es muy diferente establecer el diagnóstico durante el embarazo, que después de que haya nacido el bebé. Ya por sí solo el embarazo es un periodo de muchas emociones. Agregar toda la carga afectiva de un cáncer de mama resulta desequilibrante. El pronóstico de la enfermedad no se afecta por el embarazo; es decir, las probabilidades de salir adelante son exactamente iguales que las de una mujer no embarazada con la misma etapa clínica.

Debes saber que aunque se establezca un diagnóstico definitivo de cáncer de mama, el bebé no será contagiado ni empezarán a circular por su cuerpo células cancerosas. Por otro lado, si te encuentras lactando y descubres que tienes cáncer de mama, tampoco habrá repercusiones en tu bebé, él no corre ningún riesgo: el cáncer no se transmite por la leche materna. En este caso, vale la pena terminar la lactancia, establecer un diagnóstico definitivo y recibir el tratamiento adecuado para tu problema.

Si estás en las manos adecuadas (un equipo oncológico y un equipo obstétrico), las posibilidades de que veas crecer a tu bebé y compartas sus momentos importantes son altas.

Para ser prácticos, hablaremos tan sólo de los casos en los que se establece el diagnóstico durante el desarrollo de un embarazo.

La influencia de toda la maquinaria hormonal en las glándulas mamarias comienza incluso antes de la fecundación y si ésta se da, perdurará a lo largo de todo el embarazo y la lactancia. Ante la presencia de un embarazo, se incrementa el flujo sanguíneo en la mama y hay un crecimiento importante y paulatino de los lóbulos mamarios (productores de leche). Esto hace que la glándula se torne más densa, aumente de tamaño, peso e incluso llegue a duplicarlo. Todos estos cambios provocan que los senos sean difíciles de palpar y explorar. Todo el foco de atención se vuelve hacia la nueva vida que se está desarrollando en tu interior. Más allá del crecimiento paulatino, a tus senos no les pones mayor atención. Por todas estas razones es muy importante que muchos años antes de siquiera pensar en un embarazo desarrolles una rutina de detección temprana, para que estés segura de que tus glándulas mamarias han sido vigiladas de forma adecuada. En cuanto sepas que estás embarazada, acude con el oncólogo para una exploración médica. Es importante que continúes realizando mensualmente tu autoexploración. En caso de hallar alguna anormalidad, repórtala con el médico de forma inmediata. Nuevamente te recuerdo que no son los ginecólogos los encargados de la vigilancia y evaluación de los senos, aunque te encuentres embarazada. Un ultrasonido mamario en las primeras semanas de embarazo puede ser útil para seguir adelante con tranquilidad.

No debes realizarte una mastografía durante el embarazo, porque los rayos x pueden tener un efecto adverso en el bebé y causarle anormalidades y defectos irreversibles, sobre todo en los primeros meses. Hay gabinetes en donde se cuenta con la adecuada protección para tu bebé al practicar la mastografía, pero son muy pocos.

Deben hacerse todos los esfuerzos necesarios para realizar un diagnóstico veraz, sin importar la edad gestacional, siempre y cuando no se ponga en peligro la vida del bebé o la de la madre. Un ultrasonido mamario constituye la herramienta más eficaz para identificar lesiones sospechosas. El uso de anestésicos locales para la toma de biopsias no afecta el desarrollo embrionario, y recuerda que sólo se necesita una pequeña cantidad de tejido para establecer el diagnóstico. Para fines didácticos dividiré el embarazo en trimestres:

Primer trimestre. Esta etapa es fundamental en el desarrollo del nuevo ser. Es el tiempo en que se forman todos sus órganos y, por ende, extremadamente crítico. Anteriormente, si el diagnóstico de cáncer de mama se daba en esta etapa, la recomendación médica general era interrumpir el embarazo y practicar un aborto. Hoy en día, existen varios caminos. Si decides continuar con el embarazo, no deben aplicarte quimioterapia, radioterapia ni cirugías que incluyan el uso de anestesia general. Las posibilidades de que el bebé sobreviva a la exposición de anestésicos (necesarios para realizar una cirugía), medicamentos quimioterápicos o terapia con radiación son muy pocas; si lograra nacer, tendría malformaciones graves. Debes esperar a que concluya este trimestre e iniciar el tratamiento propuesto, por lo general alrededor de la semana dieciséis.

Por otra parte, permitir que el embarazo continúe sin dar tratamiento alguno pone en peligro la vida de ambos, madre e hijo, y probablemente ninguno sobrevivirá. Existe también la posibilidad de terminar el embarazo por medio de un "aborto terapéutico", dar un tratamiento adecuado a la madre y posponer la maternidad hasta que la enfermedad haya sido erradicada. La decisión final debe ser tomada por ti, junto con tu pareja, el ginecólogo y el oncólogo encargados. No hay leyes universales que apliquen en estos casos.

Segundo y tercer trimestres. Tanto la quimioterapia como la cirugía no afectan el desarrollo del bebé, así que pueden usarse sin limitaciones. Es extremadamente crucial que exista una amplia comunicación entre el oncólogo y el ginecólogo (obstetra) para determinar los tratamientos. Casi todos los bebés de madres con cáncer de mama nacen por cesárea programada, cuando se dictamine que tienen la madurez suficiente para sobrevivir por sí mismos, sin necesidad de respiradores ni medicamentos, alrededor de la semana 36. No se recomienda el uso de radioterapia en ningún momento del embarazo, es preferible permitir que nazca el bebé y posteriormente iniciarla. En ningún caso debe alimentarse al recién nacido del seno materno. Es necesario dar medicamentos para suspender la producción de leche materna y continuar con el tratamiento. No hay necesidad de hacer estudios especiales al bebé cuando nazca; su crecimiento y desarrollo no se afectarán por la presencia o tratamientos del cáncer de mama.

Hablemos ahora de las pacientes que tuvieron cáncer de mama y quieren embarazarse. Se ha comprobado que el embarazo después del cáncer de mama es bastante seguro. Claro que existe la posibilidad de recurrencia, por lo que estas pacientes deben estar vigiladas de manera muy estrecha por el oncólogo. Como hay muchos factores que deben tomarse en cuenta, lo más aconsejable es buscar una opinión experta tanto del oncólogo como del ginecólogo y tomar una decisión informada con base en los riesgos que pudieran existir.

Cáncer de mama en la paciente anciana

Lo primero que hay que definir es el concepto de ancianidad, lo cual es muy difícil. Existen mujeres que a los sesenta años tienen muchas enfermedades y aparentan más edad. Por otra parte, conozco a mujeres de 90 años y tienen la salud de una de 40. Dados estos antecedentes, lo mejor es determinar este concepto, con base en la expectativa de vida y estado general (presencia de otras enfermedades o condiciones y la capacidad funcional individual). En general, hoy en día se considera a una persona mayor cuando supera los 70 años. Sé que estoy corriendo un riesgo gigantesco al hacer esto y que mi integridad física puede sufrir un desequilibrio por alguien que se sienta ofendido ante tal afirmación. A pesar de ello, tomaré arbitrariamente esta edad para definir a una persona mayor. No existe razón para suprimir la rutina de detección temprana, independientemente de la edad, a menos que existan condiciones de salud que lo impidan; por ejemplo, la enfermedad de Alzheimer.

Recordemos que la probabilidad de padecer cáncer de mama en mujeres mayores de 70 años es de una entre diez. Las herramientas para diagnosticar el cáncer son exactamente las mismas que se emplean para las mujeres jóvenes. Lo que puede variar son los tratamientos requeridos. En general, los tumores malignos mamarios en mujeres de edad avanzada tienden a ser menos agresivos, son dependientes de hormonas y progresan lentamente, lo cual nos da muchas ventajas: supongamos que tenemos a una paciente de 80 años con un estado funcional adecuado, es independiente y tiene pocas limitaciones. Su expectativa de vida según las estadísticas es de aproximadamente cinco años, con base en su estado general.

Se le ha diagnosticado cáncer de mama. El hecho de someterla a una cirugía radical, quimioterapia y radioterapia podría ocasionarle más daños que beneficios y acortar la expectativa de vida. ¿Será más adecuado ofrecerle estos tratamientos? Hacer una cirugía pequeña, incluso con anestesia local, con el fin de quitar el tumor y dar hormonoterapia quizá sea suficiente para esta paciente y le permitirá continuar viviendo. Evidentemente, es necesario individualizar cada caso y determinar las mejores opciones. El punto al que quiero llegar es que para un alto porcentaje de pacientes mayores con cáncer de mama no se aconsejan tratamientos tan agresivos. Quizá no curemos la enfermedad, pero también la probabilidad de que el cáncer de mama termine con la vida de la paciente es muy baja. Sobre este punto, la comunidad oncológica mundial sigue debatiendo.

Cáncer de mama metastásico

Esta condición, por definición, corresponde a la etapa IV, que es la más avanzada en el cáncer mamario. La sobrevida de cinco años es extremadamente baja (alrededor de 5%) y la posibilidad de curación es prácticamente nula. Cuando hay metástasis, dejan de importar el tamaño del tumor y la presencia de ganglios axilares. De hecho, la presencia de metástasis es casi el único factor tomado en cuenta. Como ya explicamos, los órganos "predilectos" del cáncer de mama para el desarrollo de metástasis son: hígado, pulmón, hueso y cerebro, aunque no son los únicos. Cuando las pacientes acuden al médico con tumores grandes —mayores a 5 cm, o con compromiso ganglionar axilar importante y en general en etapas que no son tempranas—, estamos obligados a descartar la presencia de actividad metastásica en estos órganos. En caso de encontrarla, las opciones de tratamiento son muy limitadas. Cuando nos enfrentamos a estos casos, sabemos que las probabilidades de éxito, en cuanto a curación, prácticamente desaparecen. Esto no significa que no hagamos nada, o que la paciente vaya a morir al otro día. Más bien nuestros esfuerzos se encaminarán a mejorar las condiciones de vida de la enferma. En algunos casos, hay ciertos años de sobrevida con excelente calidad, lo cual constituye nuestra meta principal. El tratamiento será básicamente con quimioterapia y/o radioterapia y su finalidad será intentar hacer más lento el daño provocado por el cáncer. En ciertos casos se utiliza la quimioterapia para disminuir la cantidad y tamaño de las metástasis pulmonares, por ejemplo, logrando así que la respiración sea mucho mejor. La radioterapia puede ser utilizada para disminuir el tamaño de algunas metástasis cerebrales, mejorando de forma importante las funciones mentales superiores de las pacientes. La cirugía mamaria en estos casos no ocupa un lugar importante. El papel de la cirugía se limita a pocos casos, en los que para tener mejor control del tumor es necesario quitar la mama y los ganglios axilares. Se utilizan también diversos procedimientos quirúrgicos para mejorar las condiciones de la paciente.

En algunas pacientes, con el simple hecho de disminuir el dolor, la calidad de vida se mejora. Los escenarios son muy variados y en cada caso se utilizan diferentes recursos. La idea que quiero transmitir es que no tiene objeto imponer medidas radicales o extraordinarias que tengan como resultado el alargamiento innecesario e inútil de una agonía dolorosa para el paciente y sus familiares. He visto infinidad de veces a padres, hijos, familiares y amigos haciendo intentos desesperados por prolongar la existencia de enfermos con una calidad de vida terrible. Soy un firme creyente de que la muerte tiene que ser un evento tan digno como cualquier otro que marca nuestras vidas. Muchas veces he visto morir a gente en un hospital, llenos de tubos, drenajes y aparatos intimidantes, rodeados de personas extrañas, en un ambiente hostil y frío. Me ha tocado ver morir a otros, también en un hospital, rodeados de atenciones y cariño por parte de sus familiares y del personal médico. Por otra parte, he presenciado el mismo evento en sus casas, rodeados de sus seres queridos, en un ambiente de paz y tranquilidad, con gran cantidad de amor. Alguna vez observé a enfermos agonizantes en sus casas, viendo cómo su familia peleaba por tonterías. No pretendo calificar de bueno o malo cualquiera de estos ejemplos, pero ¿cómo te gustaría que fueran tus últimos momentos el día de tu muerte?

CÁNCER DE MAMA EN HOMBRES,
¿QUÉ DIFERENCIAS HAY?

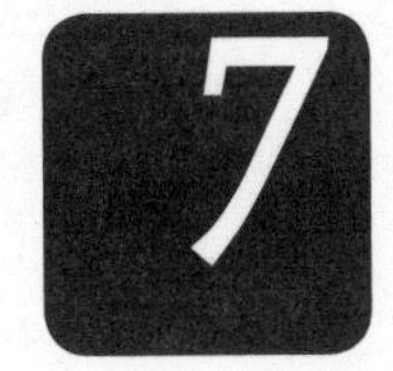

El cáncer de mama también afecta a los hombres. Por extraño que parezca, los hombres también tenemos tejido mamario, sólo que en menor cantidad.

AL NACER, tanto hombres como mujeres, tenemos una pequeña cantidad de tejido mamario por detrás del pezón, básicamente compuesto por pequeños ductos. Durante la adolescencia, alrededor de los 12 o 13 años, los ovarios y los testículos empiezan a producir gran cantidad de hormonas. Hombres y mujeres generan exactamente las mismas hormonas pero en diferente proporción, de tal manera que ellas producen una pequeña cantidad de hormonas masculinas o *andrógenos,* que son fuertemente contrarrestadas por la gran cantidad de hormonas femeninas; ellos, una pequeña cantidad de hormonas femeninas que se neutralizan por la gran producción de hormonas masculinas. Los estrógenos en las mujeres favorecen la formación de lóbulos mamarios y crecimiento de los ductos, desarrollando las glándulas mamarias. En los hombres, la producción de testosterona (principal hormona masculina) impide la formación de lóbulos mamarios y previene el crecimiento de los ductos, pero el tejido mamario, llamémosle *primitivo,* permanece durante toda la vida. Prácticamente todas las células de tu cuerpo son capaces de desarrollar un crecimiento anormal maligno, y el tejido mamario en los hombres no es la excepción.

El cáncer de mama en hombres siempre ha existido, no es algo nuevo. En México, la proporción entre hombres y mujeres es la siguiente: por cada 999 mujeres con cáncer de mama hay un hombre.

Este fenómeno ha hecho que el cáncer de mama se considere popularmente como "exclusivo de las mujeres". Cuando un hombre es diagnosticado con cáncer de mama se siente insultado, lastimado en su intimidad y comprometido en lo más profundo de su hombría. Ya de por sí tener cualquier tipo de cáncer es terrible, pero ¿cáncer de mama? Si para una mujer puede representar la pérdida de la femineidad, ¡qué representa para un hombre! Obviamente, todos estos conceptos sólo representan un simbolismo genérico de los roles sexuales.

Tener cáncer de mama no te hace menos mujer o menos hombre, es una enfermedad que no tiene sexo.

Si logras entender este concepto, habrás dado un paso gigantesco en la comprensión y manejo psicológico de la enfermedad. Es trascendental que conozcas y comprendas a fondo las implicaciones del cáncer de mama. Externa todas las dudas que tengas acerca del diagnóstico, tratamiento y pronóstico de tu caso. Los hombres somos menos dados a preguntar y más afectos a conseguir información por nuestros propios medios. En el caso del cáncer de mama, esta actitud puede llevarte a información incorrecta y confundirte. Si decides consultar de manera personal la información, te aconsejo que la obtengas de sitios responsables. Existen muy pocos textos o páginas en internet que expliquen con profundidad el cáncer de mama en hombres. Por lo tanto, la mejor fuente de información proviene del equipo oncológico que te trate.

Hablemos primero de las enfermedades benignas de la mama que pueden afectar al hombre:

a) *Tumores benignos:* En la mama masculina pueden desarrollarse también fibroadenomas, quistes o papilomas. Son condiciones extremadamente raras, pero representan trastornos que no ponen en peligro la vida del paciente.
b) *Ginecomastia:* Significa crecimiento de la glándula mamaria en los hombres. No es propiamente un tumor. Este crecimiento puede ser pequeño e imperceptible, manifestado por un aumento mínimo de tamaño por detrás del pezón, o ser muy aparente, llegando a desarrollar una glándula mamaria completa, exactamente igual a la de una mujer. Puede ser de un solo lado o bilateral. Estos cambios se observan más frecuentemente en adolescentes y en hombres mayores de 50 años, en ambos casos, debido a desequilibrios hormonales. No hay que confundir el término ginecomastia con el cúmulo de grasa en la región mamaria. La obesidad genera aumento de volumen en las mamas, pero a base de tejido graso, aunque un aumento en la grasa corporal puede generar aumento en la producción de estrógenos y causar ginecomastia. El uso de esteroides anabólicos puede también generar ginecomastia. El consumo de algunas medicinas —como la famotidina (usada en el tratamiento contra la gastritis)— también puede ocasionar este crecimiento. Enfermedades del hígado (órgano encargado del metabolismo de las hormonas sexuales) también pueden desarrollarla. El síndrome de Klinefelter, que es un trastorno genético de nacimiento, se caracteriza, entre otros síntomas, por una alteración en los cromosomas por medio de la

cual se producen más estrógenos que testosterona. Se trata de hombres con testículos pequeños, por lo general con problemas de esterilidad. La mayor producción de estrógenos puede causar el desarrollo anormal de glándulas mamarias o ginecomastia. Cualquiera que sea la causa, es importante acudir con un oncólogo y un endocrinólogo para descartar la presencia de un tumor maligno y corregir cualquier desequilibrio hormonal.

c) *Carcinoma lobulillar in situ:* Recordemos que este tipo de alteración representa más un factor de riesgo que un cáncer como tal. El hecho de llamarse carcinoma hace muy confuso el entendimiento de este concepto. Por eso la comunidad oncológica mundial ha propuesto el término *neoplasia lobulillar in situ*, para evitar confusiones.

Ahora hablemos del cáncer de mama en hombres, así como de las similitudes y diferencias que guarda respecto al de mujeres:

Tipos de cáncer de mama en hombres

- *Carcinoma ductal in situ:* Representa 10 % de los casos en hombres.
- *Enfermedad de Paget:* Constituye 5 % del cáncer de mama masculino. Al igual que en las mujeres, es un cáncer in situ del pezón, que se asocia grandemente con la presencia de tumores mamarios malignos.
- *Carcinoma ductal invasor:* El 80 % de los casos corresponden a este tipo de cáncer. Debido al tamaño pequeño de la mama en hombres, casi siempre se encuentran muy cerca del pezón.

- *Carcinoma lobulillar invasor:* Debido a que el tejido lobulillar es muy escaso o incluso inexistente en hombres, este tumor es extremadamente raro y representa aproximadamente 2 % de todos los cánceres mamarios en hombres.
- *Sarcomas:* Son extremadamente raros, menos del 1%.
- *Otros:* Abarcan gran variedad de enfermedades malignas que son muy raras y no son objeto de este libro.

Factores de riesgo

Al igual que en las mujeres, los factores de riesgo representan sólo mayor probabilidad de desarrollar la enfermedad, mas no inminencia.

- *Edad:* La mayoría de los pacientes son diagnosticados entre los 60 y los 70 años de edad. Esto no significa que hombres más jóvenes no puedan desarrollar la enfermedad.
- *Trastornos testiculares:* Los testículos, en la vida embrionaria, se forman en la cavidad abdominal y descienden al escroto muy cerca del nacimiento. En algunos casos, este descenso no ocurre y se denomina *testículo(s) no descendido(s).* Estos casos tienen mayor riesgo de contraer cáncer de mama. También las enfermedades infecciosas que afectan los testículos —como la protiditis (paperas)— incrementan el riesgo.
- *Historia familiar de cáncer de mama:* Aproximadamente uno de cada 20 hombres con cáncer de mama en México tiene algún antecedente familiar cercano con la misma enfermedad.
- *Exposición a radiación:* Hombres que hayan recibido radiación en el tórax, por ejemplo para tratamiento

de linfoma, tienen un riesgo incrementado para cáncer de mama.

- *Mutaciones genéticas heredadas:* La presencia de mutaciones en el gen BRCA2 conlleva un riesgo mayor de desarrollar cáncer de mama. Las mutaciones del gen BRCA1 poseen menor influencia.
- *Herencia:* Los miembros de familias Ashkenazi (judíos de Europa central) también tienen incremento en el riesgo, al igual que las mujeres.

Aquellos pacientes con antecedentes hereditarios o genéticos deben acudir a consulta con un genetista para que determine la necesidad de realizar estudios específicos y detecte mutaciones de genes que puedan ponerlos en riesgo alto.

- *Ingesta de alcohol:* Las bebidas alcohólicas en exceso se asocian con una posibilidad mayor de tener cáncer de mama, probablemente debido a daño en el hígado.
- *Síndrome de Klinefelter:* Se presenta en uno de cada 12 000 hombres en los Estados Unidos. No existe una estadística al respecto en México.
- *Obesidad:* El aumento del tejido graso en los hombres produce gran cantidad de estrógenos, lo cual aumenta las posibilidades.
- *Enfermedades del hígado:* La cirrosis causa una disminución en los niveles de andrógenos (hormonas masculinas) y un aumento en los estrógenos.
- *Tratamiento con estrógenos:* En algunos pacientes con cáncer de próstata se usan tratamientos a base de estrógenos, lo que representa un riesgo, aunque pequeño, para cáncer de mama.
- *Riesgos ocupacionales:* Los hombres que están expuestos a gases emitidos por la gasolina y aquellos que están expuestos a altas temperaturas, como los tra-

bajadores del acero, tienen mayor probabilidad de tener cáncer de mama.

Métodos diagnósticos

Existen algunas diferencias sutiles en cuanto a la detección de la enfermedad:

Diferencia en tamaño mamario: El tejido de la mama en hombres es significativamente menor, por lo que la presencia de masas o tumores puede ser detectada más tempranamente por el paciente y por el médico. Si tienes una masa en la región mamaria, debes acudir con el oncólogo para que te practique un estudio adecuado y eficaz. Ir con cualquier otro especialista puede ser el inicio de una cadena de errores cuyo costo podría ser la vida. Es muy importante que estés consciente de que tú también puedes tener cáncer de mama. La falta de conocimiento hace que muchas veces los tumores crezcan demasiado, antes de buscar ayuda profesional.

Mastografía y ultrasonido mamario: La baja frecuencia de la enfermedad en hombres determina que no deben hacerse estudios de imagen *de pesquisa* en la población masculina para obtener un diagnóstico oportuno. Pueden hacerse como complemento diagnóstico en pacientes con alta sospecha o alto riesgo. La técnica para la realización de mastografías y ultrasonidos no sufre variaciones entre sexos. Si resulta difícil concientizar a las mujeres acerca de la rutina de detección temprana, establecerla en hombres resulta casi imposible.

Biopsias: Aplican los mismos conceptos y técnicas que en las mujeres. Es extremadamente infrecuente encontrar microcalcificaciones sospechosas en mastografías de hombres, por lo que, sin temor a equivocarme, puedo afirmar que todas las lesiones sospechosas de cáncer de mama en hombres pueden ser biopsiadas con técnicas mínimamente invasivas.

Patología e IHQ: El análisis con microscopio en el departamento de patología y los estudios de inmunohistoquímica no sufren alteraciones cuando se trata de pacientes masculinos. La manera de reportarlos y el número de pruebas que se corren en cada caso son idénticos.

Etapificación

Al igual que en las mujeres, es necesario determinar el periodo clínico de la enfermedad. Los parámetros que se toman en cuenta son exactamente los mismos. No existe diferencia en las etapas clínicas entre hombres y mujeres. Las características del tumor, el estado ganglionar y la presencia o ausencia de metástasis se establecen de la misma manera. Los órganos en los que se presentan las metástasis con mayor frecuencia son los mismos: hígado, pulmón, hueso y cerebro.

Tratamiento

- *Cirugía:* Las opciones son las mismas que en las mujeres, con excepción de que no tiene ningún objetivo ofrecer cirugía conservadora de mama en los hombres. El tejido mamario es tan escaso, que durante la cirugía se remueve por completo. La operación más común en hombres es la mastectomía radical modificada. La identificación de ganglio centinela tiene las mismas indicaciones que en las mujeres. En el caso de haber necesidad de realizar una *disección radical de axila,* el *linfedema* (ambos conceptos se explicarán en el capítulo 15) tiene la misma frecuencia de presentación que en mujeres. Los tiempos de recuperación y las complicaciones son exactamente iguales.

- *Quimioterapia:* Se utilizan los mismos esquemas, ciclos y frecuencias en hombres y mujeres. Los efectos secundarios, como náusea, pérdida del cabello, diarrea, disminución de las defensas, etcétera, ocurren en la misma proporción en ambos sexos.
- *Hormonoterapia:* Hay una diferencia en la presentación del cáncer mamario masculino que vale la pena mencionar: sin importar la edad de presentación, hasta 85 % de los tumores malignos de la mama en hombres son positivos a receptores estrogénicos, por lo que el uso de la hormonoterapia (básicamente tamoxifeno) es más amplio que en las mujeres. Los efectos indeseados de este medicamento incluyen impotencia y bochornos. Existen también otras alternativas para bloquear la producción de andrógenos con medicamentos. En los casos en los que los medicamentos diseñados para este fin no sean efectivos, hay posibilidad de bloquear la producción de testosterona mediante la remoción quirúrgica de los testículos. Esta medida radical tiene consecuencias físicas y psicológicas muy importantes, por lo que deben discutirse ampliamente los riesgos y beneficios con el oncólogo encargado del caso.
- *Terapia biológica:* No hay diferencias respecto a la utilizada en las mujeres.
- *Radioterapia:* Se utilizan los mismos esquemas y modalidades de radiación en ambos sexos.

- *Cirugía reconstructiva:* Existen opciones para los hombres, aunque no es frecuente que la soliciten.
- *Fisioterapia:* En algunos casos, al igual que las mujeres, será necesario el uso de terapia de rehabilitación. Cuando se requiere quitar los músculos pectorales o los ganglios axilares, todos los pacientes necesitan de terapia física de rehabilitación.
- *Psicoterapia:* La necesidad es la misma que en las mujeres. Por idiosincrasia, los hombres creen no necesitar apoyo psicológico para enfrentar el cáncer de mama.

Pronóstico

Existe la creencia de que el cáncer de mama es más agresivo en hombres que en mujeres, pero este concepto es erróneo. No hay diferencia en el resultado final entre hombres y mujeres. El pronóstico será dado por la etapa clínica y agresividad del tumor, más que por el sexo. Pareciera que los hombres son diagnosticados más tempranamente que las mujeres, pero la falta de conciencia y educación hacen que también los hombres se diagnostiquen en etapas más avanzadas.

Seguimiento

Es necesario que después de terminar los tratamientos se trace un plan de vigilancia para confirmar que se ha erradicado la enfermedad y detectar las recurrencias de forma temprana.

En resumen, el cáncer de mama en hombres guarda mucha similitud con el de mujeres. Algunos aspectos diagnósticos y terapéuticos varían un poco, pero el resultado final no depende del sexo.

El cáncer mamario en pacientes de sexo masculino también es susceptible de curación y mientras más temprana sea la detección, mayores serán las probabilidades de sobrevivir a la enfermedad.

Tengo cáncer de mama, ¿cómo lo enfrento?

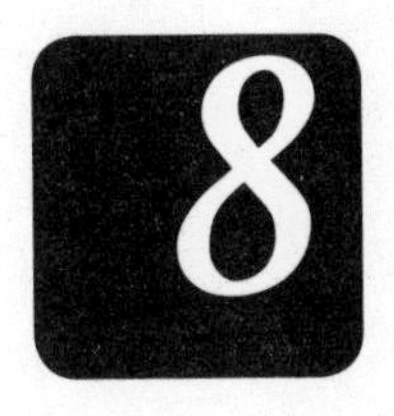

Se ha prendido el primer foco rojo: has detectado tú misma la presencia de un nódulo o bien existe un hallazgo sospechoso en tus estudios de imagen. El corazón te da un vuelco y surgen en tu mente una cantidad enorme de inquietudes. Sólo puedes pensar en eso. Una pregunta regresa a tu mente para atormentarte: ¿de qué se trata esto? Te encantaría que las cosas se definieran a la velocidad de la luz pero el tiempo parece transcurrir más lentamente de lo habitual. Lo peor es estar en las garras de la incertidumbre.

Pasarán algunos días entre las visitas al oncólogo, la realización de exámenes y estudios, y la obtención de resultados que determinen el origen del problema.

La noche anterior a la entrega de resultados pierdes el sueño y tu nivel de ansiedad es muy elevado.

Es muy importante que vayas acompañada por alguien cercano y querido a escuchar los resultados.

Amanece. Acudes a tu cita y el diagnóstico es devastador: "se trata de un cáncer de mama". En ese instante el tiempo se detiene, no escuchas nada más y tu mente comienza a generar una cantidad gigantesca de pensamientos fatalistas, que conducen, todos, al mismo lugar: angustia profunda. Las dudas asaltan tu mente y no te dejan pensar: "¿por qué?, ¿cómo pudo sucederme esto a mí?, ¿qué va a pasar con mis hijos y mi familia?, ¿voy a tener dolor?, ¿qué se puede hacer?, ¿voy a morir?, ¿cuándo?, ¿cómo?, ¿por qué?". Estás confundida y desorientada: "¿Se habrán equivocado?, ¿estaré recibiendo los resultados de algún otro paciente?" Tus mecanismos de defensa salen a flote y te repites una y otra vez: "¡esto no puede ser verdad!". Tienes ganas de salir corriendo, te invade un miedo paralizante. Después de un rato retomas la serenidad y comienzas a poner en orden tus ideas. Haces preguntas intentando escuchar atentamente las respuestas. Tu mente divaga...

Es importante que te tomes *todo* el tiempo necesario para exponer y resolver tus dudas, para que salgas del consultorio con una idea muy clara de las diferentes opciones de tratamiento que existen en tu caso y las fechas precisas para iniciarlo. Los eventos que ocurrirán en el futuro cercano requieren que estés completamente informada acerca de los beneficios, efectos secundarios y posibles complicaciones de cada opción terapéutica existente. Considera que es una buena idea programar una cita cercana para repasar la información y resolver nuevas dudas. Incluso debes sentirte cómoda de buscar una segunda opinión, si sientes la necesidad. Sólo insisto en que acudas con el especialista indicado: *un oncólogo.*

Sales del consultorio, caminas unos pasos sin saber qué hacer, acabas de recibir demasiada información y no sabes cómo procesarla. ¿Deberías llamar por teléfono a alguien? Pero, ¿y qué le vas a decir?, ¿es un buen momento para ir a rezar? O ¿será mejor ir con el notario y hacer tu testamento? Te sientes completamente sola y desamparada, como si todos a tu alrededor de pronto hubieran desaparecido. Por fin, lloras desconsoladamente. Sientes que te estás enfrentando a un reto superior a ti, algo demasiado grande. Crees que no podrás contra semejante monstruo, pero te obligas a ser fuerte. Recuerdas que tu familia te necesita, no te puedes derrumbar; sin embargo, no entiendes de dónde sacarás la fuerza. Puedes sentir un enojo un poco extraño, sientes la necesidad de culpar a alguien: a Dios, al médico que te dio la noticia, a ti misma, a tus antepasados, a la vida...

Existen muchos sentimientos que se desbocan y pretenden salir todos juntos, al mismo tiempo. Se puede decir que te has subido a la "montaña rusa" de las emociones. Lo más importante es comprender que los sentimientos no deben ser juzgados. No son ni buenos ni malos, simplemente son. Déjalos fluir. Toma consciencia de ellos, vívelos, contáctate con ellos. No los escondas pretendiendo que no existen. No los evites. En otras palabras, *permítete sentir.* Esto hará que los proceses de mejor forma para, con el tiempo, dejarlos atrás. Algunos de ellos, que a continuación describiré, se presentan con cierta frecuencia en pacientes que son diagnosticados con cáncer de mama. Esto no significa que los tengas que experimentar. Quizá en tu caso sean otros. Lo importante es que los identifiques y los reconozcas.

Negación

Más que un sentimiento, se trata de una fase de cualquier duelo. En un principio, al enfrentarnos a algo desagradable, nuestra mente trata de engañarnos haciéndonos creer que no existe. No podemos creer que eso nos esté pasando y lo negamos; continuamos con nuestras vidas. En el caso del cáncer de mama, esta fase no puede ni debe durar mucho, ya que el tiempo es nuestro aliado y mientras más rápido iniciemos el tratamiento, más probabilidades existen de que te cures.

Miedo

Al enterarse del diagnóstico, la mayoría de los pacientes experimentan un miedo aterrador. ¿A qué? A morir, ¡por supuesto! La gente está tan acostumbrada a relacionar tan íntimamente las palabras cáncer y muerte, que casi las podrían utilizar como sinónimos.

También puedes sentir miedo a enfrentar los tratamientos que se te proponen. Sentimos miedo a tener dolor y lo asociamos inmediatamente a sufrimiento, cuando se trata de conceptos distintos. El dolor es una sensación mientras que el sufrimiento es un sentimiento. Para ser más claro, muchas veces no puedes impedir un dolor, pero eso no significa que tengas que sufrir. El sufrimiento es enteramente opcional.

Tal vez experimentes miedo a perder el sano juicio al no poder manejar todo lo que involucra el cáncer.

También existe el miedo a que tu cuerpo se vea modificado o mutilado (palabra que, por cierto, me parece grotesca, terrible y equivocada. Entiendo una mutilación como un daño o agresión a tu cuerpo con el fin de lastimarte y ocasionarte un mal. Cientos de veces he escuchado que alguien fue mutilado al haber sido operado de cáncer. No deja de asombrarme la increíble ignorancia que se refleja al pronunciar esa frase. En lo personal, prefiero la palabra transformación. Me parece que describe mejor lo que le sucede a un cuerpo cuando es sometido a una operación con el fin de restablecer la salud).

Es posible que también sientas miedo de que tu vida cambie diametralmente y que nunca regrese a la normalidad, que tu familia sufra las consecuencias de la enfermedad, que tus hijos crezcan sin tenerte a su lado, que tu marido te abandone.

Sea cual fuere el origen de tu miedo, es muy válido, aunque la mayoría de las veces infundado. Te tomará algún tiempo darte cuenta de que, como en todos los casos, los miedos son mucho más grandes que la realidad.

Enojo

Una vez que has digerido y aceptado la enfermedad, podrías experimentar enojo y dirigirlo a las personas que te rodean. Es frecuente que se quiera encontrar un culpable y obligarlo a pagar el precio por medio del enojo. Algo o alguien permitieron que tuvieras la enfermedad y no lo consideras justo. Además, el cáncer de mama llega en el momento menos indicado; tenías planes familiares o grandes proyectos personales y laborales o pasas por una situación difícil y era lo que menos necesitabas. No importan las situaciones específicas de tu vida; créeme, no existe tal cosa como "un buen momento" para tener cáncer de mama.

El enojo es un motor potente que puede permitirte emprender grandes acciones a tu favor, siempre y cuando sea bien encausado. Date permiso de sentir enojo pero no permitas que persista en tu vida demasiado tiempo porque se puede convertir en un freno en vez de un motivador.

Trastorno de ansiedad

Se trata de un estado de agitación, inquietud o zozobra del ánimo. Esta definición se apega muy cercanamente a lo que viven los pacientes con diagnóstico de cáncer de mama; no sabes qué sientes, pero te encuentras intranquila de manera permanente; no logras concentrarte, tienes insomnio, te cansas con facilidad, puedes experimentar falta de aire o sudoración excesiva, tienes trastornos digestivos (como diarrea), pierdes el apetito o, por el contrario, comes compulsivamente, estás irritable y reaccionas de formas que aun a ti te sorprenden, tienes dificultad para relacionarte con amigos, familiares y colaboradores de trabajo y, en general, te encuentras en un estado permanente de malestar. Al principio es muy entendible que te encuentres así, pero conforme te adentras en los tratamientos y te das cuenta de que tu vida continúa de manera más o menos estable y de que en verdad no hay grandes cambios, los niveles de ansiedad bajan considerablemente. Si ya terminaste los tratamientos y te encuentras en la fase de seguimiento, puedes sentir ataques esporádicos de ansiedad, sobre todo cuando se acercan las fechas de exámenes y consulta, que son perfectamente normales y comprensibles.

Tristeza

No hay que confundir este término con depresión. Cuando la tristeza se vuelve permanente se convierte en depresión. Recuerda que te enfrentas a una pérdida que ocasiona dolor y por lo tanto tristeza. Estás viviendo una situación que genera mucho estrés. Hay un desajuste en tu vida. Es normal que te sientas triste.

Permite que este sentimiento entre y confróntalo. Identifica cuáles son las circunstancias que te causan tristeza y evítalas; verás que pronto saldrás de esta etapa.

Algunas personas que están cerca de ti también están experimentando estos sentimientos, quizá aun con más fuerza que tú, pero no los externan por miedo a hacerte sufrir. Algunos quisieran cambiar tu lugar y vivir ellos la enfermedad con tal de que tú no la tuvieras que enfrentar.

Recuerda que es completamente normal que vivas *temporalmente* estos sentimientos a lo largo del diagnóstico y tratamiento de la enfermedad. De alguna manera, son benéficos para ti porque te permiten seguir adelante. Cuando uno de ellos se prolonga por mucho tiempo —según los expertos, por más de tres semanas—, te causa daño, te detiene, estorba y representa un sobrepeso excesivo que no necesitas para este viaje. Probablemente requieras de algún apoyo emocional. Más adelante hablaré de manera extensa de la psicoterapia y quiénes la necesitan.

Estos sentimientos son el resultado de la carga emocional que tiene implícita la palabra *cáncer.* Uno podría dejar de hablar con una persona por años debido a un pleito, pero en el momento en que nos enteramos que tiene *cáncer,* olvidamos viejas rencillas y lo visitamos porque pensamos que muy probablemente sea la última vez que lo veamos, ¿cierto? Hay personas que cuando hablan de alguien que tiene cáncer bajan la voz hasta convertirla en un susurro, como si se tratara de algo malo. La mayoría de la gente cambia de actitud ante el enfermo de cáncer: adopta un tono y una postura de seriedad, casi reverencial; es más, en muchas ocasiones lo tratan como si ya hubiera muerto.

Si el diagnóstico fuera de *diabetes, esclerosis múltiple* o *lupus,* probablemente no sentirías miedo ni pensarías que vas a morir a pesar de que son enfermedades terribles que destruyen vidas. El hecho de tratarse de enfermedades "benignas" las hace menos graves ante los ojos de la población. Creo que ya es tiempo de darle el justo valor a una enfermedad que, si bien en el pasado era catastrófica, hoy ya no lo es.

No te dejes caer debido a conceptos viejos e inútiles; grábate profundamente en el alma que, con un tratamiento adecuado llevado por profesionales con conocimiento y experiencia, **tu probabilidad de salir adelante es mucho mayor que la de morir** a causa del cáncer de mama.

Analicemos una buena manera de enfrentar este reto. Estoy convencido de que existen muchas maneras de hacerlo. Propongo una que he comprobado que funciona.

Cuando se detecta una bolita

Ya sea que tú misma detectes una alteración en tus senos o que tus estudios muestren alguna anormalidad, es importante que te asegures de buscar la orientación, ayuda y consulta adecuadas. Es el mejor principio que puedes tener. Debes acudir con un especialista con entrenamiento y experiencia en enfermedades mamarias. Dicho especialista es, como ya he repetido infinidad de veces, *el oncólogo.* A la fecha, no conozco un solo médico que ocasione voluntariamente daño a sus pacientes, pero sí me he topado con una gran cantidad de médicos que, por no tener la preparación, conocimiento y experiencia adecuados, causan daños que en ocasiones son irreparables. Por lo tanto, es en extremo importante que te pongas en manos de alguien que puede dar respuesta y solución a tu problema. **Los**

médicos generales, los ginecólogos y los cirujanos generales no son los indicados. Investiga, lee, pregunta y define quién puede atenderte. No va a pasar nada si te tardas unos días en esta investigación. Las decisiones apresuradas, en este caso, muchas veces son el principio de una cadena de tragedias. No caigas en el error de poner tu vida en manos del primer médico que se atraviese en tu camino **ni te dejes convencer de realizar una cirugía** sin tomar en cuenta otras opciones; hoy en día muy pocos diagnósticos se establecen por medio de cirugía.

Ante el diagnóstico de cáncer de mama

Escucha con mucha atención toda la información que estás recibiendo. Procura acudir acompañada de alguien que también tome nota. La primera visita no es en absoluto el momento de tomar decisiones. Tu objetivo se debe centrar en obtener la mayor cantidad de información acerca de tu problema específico, las opciones de tratamiento que existen, los efectos secundarios posibles y el pronóstico esperado. Esto es muchísima información. En los siguientes días digiere esta información y anota en un papel las dudas que vayas teniendo para que en tu próxima visita las aclares. Nadie ha dicho que vas a morir, por lo tanto no generes pensamientos fatalistas, procura mantener tu mente objetiva y positiva. Platica con alguien cercano y digno de confianza. **No le pidas consejo a nadie que no tenga experiencia profunda en el tema.** Es muy común en nuestro país que todo el mundo tenga una "opinión calificada" acerca de todos los temas: la comadre, el tendero, la prima o el típico sabelotodo, que todos conocemos, se expresan con una autoridad tan confiada que en verdad hacen parecer como si tuvieran pleno conocimiento del tema.

Si decides investigar en internet procura consultar páginas de instituciones prestigiadas. A continuación te presento algunas páginas que te pueden ser de utilidad:

Instituto Nacional de Cancerología (México)
www.incan.edu.mx

Instituto Mexicano del Seguro Social (México)
www.imss.gob.mx/profesionales/guiasclinicas/oncologia.htm

Fundación Cim*ab (México)
www.cimab.org

Círculo de Ganadores (México) Grupo de apoyo
www.abchospital.com/circulo-de-ganadores/inicio

Instituto Catalán de Oncología (España)
www.iconcologia.net/index_cast.htm

Instituto Valenciano de Oncología (España)
www.ivo.es

National Cancer Institute (Estados Unidos)
Página en español
www.cancer.gov/espanol

M.D. Anderson Cancer Center (Estados Unidos)
Página en español
www.mdanderson.org/languages/spanish/index.html

Es importante que programes una nueva cita que se enfoque en resolver las dudas que tienes y que repita la información que no te ha quedado clara. No debe darte pena preguntar, cuantas veces sean necesarias, una misma pregunta; el objetivo es que tú tengas clara toda la situación, puesto que se trata de tu vida.

En esa segunda cita se debe establecer una fecha de inicio de tratamiento, cualquiera que éste sea. Debes involucrarte de forma muy activa en la toma de decisiones en cuanto al tratamiento se refiere. Debe desaparecer de una vez por todas la época en la que el médico le "informaba" muy superficialmente a sus pacientes acerca de su tratamiento.

Si lo juzgas pertinente o necesario, solicita una segunda opinión en cuanto sea posible. No tomes más de tres opiniones, porque lo único que lograrás será confundirte aún más. Hay gente que va de médico en médico buscando alguno que le diga que no hay problema alguno, lo cual no es ético, ya que, por lo general, se trata de médicos sin preparación.

Una vez que se programe el inicio de tratamiento, es recomendable cuidar tu cuerpo. Procura hacer un poco de ejercicio, come saludablemente y procura dormir bien. Mantén siempre una actitud positiva. Puedes unirte a un grupo de apoyo para cáncer de mama, en donde recibirás información valiosa y conocerás a otras mujeres que, como tú, están pasando por el mismo proceso o ya lo han terminado.

No te dejes influir por lo que has oído, leído o crees que sabes del cáncer. El tratamiento que estás a punto de empezar fue diseñado exclusivamente para ti, así que vívelo sin prejuicios, con una mente abierta y verás que al final el resultado no es tan terrible como esperabas.

Si vives en pareja, conversa con ella e informen a sus hijos —si es el caso— acerca de la enfermedad; tarde o temprano se van a enterar y es mejor que sea por medio de sus padres y no de otra persona y se hagan una idea equivocada. No tengas miedo de mencionar la palabra cáncer enfrente de tus hijos, aunque sean pequeños. Dale el justo valor a la enfermedad sin ponerle tintes trágicos pero tampoco le quites su importancia y seriedad. Ellos entenderán lo que sucederá en los meses subsecuentes en la dinámica familiar. Para ellos será importante contribuir a tu bienestar y para ti será muy gratificante saber que cuentas con su apoyo.

Cirugía

Con mucha antelación, debes informarte con tu cirujano oncólogo acerca de los detalles de la operación que está proyectada en tu caso, qué consecuencias traerá y si es posible hacer algún tipo de reconstrucción o cirugía plástica para mejorar el resultado estético. Es importante que entiendas que tu femineidad no depende de una glándula mamaria. Es normal que sientas angustia y temor. Tu cuerpo puede sufrir una transformación que invada tu intimidad, pero de ninguna forma debe afectar tu seguridad como mujer. Si tienes pareja, te recomiendo platicar con ella acerca de las implicaciones que esta cirugía tendrá en tu cuerpo y que cada uno exponga sus temores. Hacer esto les quitará una carga emocional importante a los dos.

Antes de ingresar al quirófano, piensa en las cosas hermosas que te rodean y hoy tienes, en tus metas y sueños que estás segura de que se cumplirán una vez que termines este proceso y así, antes de que te des cuenta, estarás despierta en la sala de recuperación y habrás dado un paso gigantesco en tu tratamiento.

No hay ninguna necesidad de tener un dolor insoportable. Dile a tu *cirujano oncólogo* que se asegure de administrarte analgésicos suficientes. El tiempo más difícil son las primeras 48 horas después de la operación; posteriormente, las molestias son bastante tolerables con analgésicos convencionales. Casi todos los pacientes, salvo raras excepciones, permanecen dos noches en el hospital después de una cirugía para cáncer de mama. El resto de la recuperación se hará en casa, con visitas frecuentes al cirujano oncólogo y en un lapso breve estarás de regreso en tus actividades cotidianas. Es necesario esperar a que las heridas cicatricen completamente para poder iniciar otro tratamiento (quimioterapia, radioterapia, etcétera) lo cual sucede en un tiempo aproximado de tres semanas.

Quimioterapia

Sólo mencionar esta palabra causa calosfríos a una buena cantidad de personas. Es quizá uno de los tratamientos más temidos por lo pacientes y todo gracias a un conjunto de historias terroríficas —en su mayoría falsas— que circulan en nuestra sociedad. Al igual que el caso anterior, es importante que resuelvas todas tus dudas con el oncólogo médico que se encargará de tu tratamiento. Conoce a fondo los efectos secundarios que pueden presentarse. Mantén una actitud positiva.

Puede ser muy provechoso acudir con un nutriólogo que tenga experiencia en pacientes con cáncer para recibir consejos acerca de tu alimentación durante este periodo. Esto te puede ayudar a incrementar tus defensas, tus reservas energéticas y, por lo tanto, tu tolerancia a los medicamentos.

La quimioterapia consiste en tratamientos que se aplican a través de la vena, durante algunas horas. Al terminar, puedes irte a casa. En muy contadas ocasiones es necesaria una hospitalización. La administración de quimioterapia en cáncer de mama es cada tres semanas hasta completar el número previsto de ciclos (aplicaciones). El número de ciclos y la frecuencia de los mismos en cada caso son diferentes y dependen de los medicamentos y dosis, la etapa clínica, la agresividad del tumor y la respuesta obtenida. En algunos casos se aplican estos medicamentos antes y después de una cirugía. En el capítulo de quimioterapia seré más explícito.

Lo importante es que mientras menos prejuicios te acompañen a tu sesión de quimioterapia y mayor sea tu optimismo, menores serán los efectos secundarios que tengas. Hay pacientes que incluso no tienen efectos secundarios mayores debido a una mente abierta y una actitud extremadamente optimista y positiva.

Radioterapia

Es también una palabra que asusta y genera horrendas fantasías en la mente de las personas. Hay algunos que incluso creen que consiste en quemar a los pacientes con radiación. Nuevamente son historias añejas que no tienen fundamento. Al igual que los otros tratamientos, es importante conocer a detalle todas las implicaciones de esta modalidad. Los médicos especialistas en esta rama son los radioterapeutas, también llamados radio-oncólogos. Una comunicación estrecha con tu radioterapeuta te permitirá conocer a fondo el diseño de tu tratamiento y, en algunos casos, prevenir algunos efectos secundarios. Este tratamiento consiste en administrar rayos x, como los utilizados en la toma de radiografías convencionales, pero con mayor potencia y enfocados en un sitio específico. Por lo general se administra diariamente, de lunes a viernes, entre 5 y 7 semanas. Una actitud positiva te reportará beneficios incalculables.

No todas las pacientes requieren todos los tratamientos. Entre más tempranamente se diagnostica la enfermedad, menos terapias se requieren y su duración es menor. La meta es que cada vez más pacientes sean diagnosticadas en etapas iniciales.

Si tienes la enfermedad y es necesario alguno o todos los tratamientos disponibles, lo más importante es conservar la calma, un estado mental positivo y mantenerte enfocada a lograr el éxito de sobrevivir la enfermedad. Si lo haces, llevas la mitad del camino recorrido y te será mucho más fácil sobrellevar este proceso.

¿CUÁL ES EL PAPEL DE LA FAMILIA, AMIGOS Y EMPLEADORES EN LA VIDA DE LA PACIENTE CON CÁNCER DE MAMA?

HAY QUE ENTENDER que *un paciente con cáncer no es necesariamente un enfermo al borde de la muerte.* Es muy frecuente que las personas que rodean al paciente con cáncer sientan lástima por él. Esto causa mucho daño porque provoca un distanciamiento paulatino. Es un hecho que el cáncer es un padecimiento grave y que puede ser mortal, pero esto no significa que puedas manifestar una actitud ignorante ante la enfermedad.

El cáncer no es una enfermedad contagiosa, así que tampoco debemos tener miedo a un contagio; esta enfermedad no transforma a quien la padece en un ser temible; los pacientes siguen siendo los mismos seres queridos, sólo que ahora están atravesando una prueba muy difícil y necesitan actitudes positivas para encontrar valor y enfrentarse a los cambios por venir.

Es necesario que tu pareja e hijos sepan con exactitud lo que te sucede y los eventos que están por venir, pero no es indispensable poner en el periódico la noticia de que tienes cáncer de mama. Tú sabrás con quién quieres compartir esta información. Además de tu núcleo familiar cercano (esposo e hijos, o padres y hermanos) y algunas personas muy seleccionadas en el trabajo, nadie tiene por qué enterarse a qué te estás enfrentando. Sé juiciosa en la decisión de compartir la información. Recuerda que la mayoría de la gente es ignorante con respecto a esta enfermedad; hay prejuicios, mitos, fantasías y temores muy arraigados en la población. También hay personas que se alejan porque no son capaces de manejar la noticia. Algunas personas son sumamente imprudentes y pueden hacerte preguntas incómodas, las cuales no tienes obligación de contestar. Claro, no hay reglas para determinar a quién le quieres informar y qué tan abierta quieras ser. Pero también cabe que, si no estás preparada, no hay ninguna necesidad de hablar del tema.

¿Cómo puedes apoyar a un paciente con cáncer?
Muchas veces se confunde el concepto de apoyo con el de condescendencia. Apoyar significa favorecer para que algo suceda, ayudar, mas no hacerlo enteramente. Por el contrario, condescender significa acomodarse por bondad al gusto y voluntad de alguien. Hay que tener muy claro este concepto. La paciente con cáncer de mama no necesita ser relevada de sus obligaciones, responsabilidades y acciones. Requiere de ayuda para realizarlas. No es válido convertirla en inútil por tener una actitud paternalista mal enfocada que sólo repercutirá en daños emocionales, físicos y sicológicos.

La clave vital para cualquier iniciativa es la información. Como para cualquier otra enfermedad crónica (diabetes, lupus, hipertensión arterial o asma), tanto el paciente como su entorno deben estar lo más informados acerca del caso, para poder entender todas las implicaciones. Es importante no dejarse llevar por las creencias populares acerca de la enfermedad; resulta mejor buscar información precisa. Los padres, hermanos, pareja, hijos, amigos y compañeros de trabajo van a tener un papel importante en la vida de la paciente con cáncer de mama. Dicho papel depende de que tanta cercanía tenga con la enferma. Puede convertirse en un elemento de apoyo importante si decide involucrarse activamente. Si la relación es muy cercana y estrecha con la paciente, también se enfrentará a la negación, enojo, tristeza, desesperación y al conjunto de sentimientos derivados de un diagnóstico de cáncer de mama.

Tanto el paciente como sus seres queridos presentan duelos, y el grado en que lo hagan depende del grado de relación afectiva y de la persona que lo experimente. Para poder apoyar a alguien, uno debe encontrarse en el mejor momento anímico posible; esto es, ser receptivo a la fase en que se encuentra el familiar afectado por cáncer y saber qué hacer para lograr una experiencia trascendente y positiva en beneficio del paciente.

Existen muchos grupos de apoyo para familiares y amigos de pacientes con cáncer en los que se pueden compartir experiencias, dudas, miedos y esperanzas. También se cuenta con el apoyo de profesionales de la salud mental, ya sea psicólogos o psiquiatras, que están perfectamente entrenados para trabajar con el proceso mental que todos presentamos ante una pérdida o un evento negativo trascendente, conocido como duelo. Existen cinco fases del duelo, que no necesariamente son consecutivas:

- Negación
- Enojo
- Tristeza
- Negociación
- Aceptación

La pareja

Si eres el compañero de vida de la paciente que tiene cáncer de mama, desempeñarás un papel muy importante. Recuerda que la vida sigue y habrá que ajustarse a las nuevas condiciones.

Tus sensaciones y percepciones pueden estar alteradas. Seguramente también habrá un desbalance importante en tu vida. Trata de relajarte y ser objetivo.

Es fundamental que establezcas una comunicación sincera, abierta y honesta con tu pareja. Preferentemente acompáñala a sus citas médicas, de esta manera tú también estarás informado. Apóyala en la toma de decisiones. En un principio déjala hablar de sus miedos, frustraciones y angustias. Escuchar es trascendental. Deja que se desahogue. Ponte en sus zapatos, sé empático. Si las reacciones son desmedidas, conserva la tranquilidad, seguramente esta fase será temporal. Llegará el momento en que también tengas oportunidad de decirle lo que tú estás sintiendo, no la desaproveches, es muy importante que ella sepa lo que está pasando por tu mente y tu corazón. Durante los tratamientos habrá buenos y malos momentos: tienes que estar preparado.

Conversen ampliamente acerca de su vida sexual presente y futura, ella necesita la seguridad de seguir siendo atractiva para ti. Su cuerpo se verá transformado en mayor o menor grado y esto tendrá un impacto que será mucho menor si lo superan juntos. Los cambios físicos no tienen absolutamente nada que ver con la femineidad, hazle saber que sigues muy atraído hacia ella. Un piropo de vez en cuando será muy bienvenido.

Colabora en las labores domésticas. No necesitas hacer maravillas en la cocina y la limpieza para que tu mujer se sienta cómoda. No es tan horrible como crees. Si tienen hijos pequeños, tendrás que encargarte de ellos. Si sus hijos son más grandes es importante que se entreguen a ciertas tareas en casa. Mientras más apoyo haya, más fácil será el camino.

Puede que sea necesario acudir a algún tipo de terapia individual o grupal para disminuir tu nivel de ansiedad y aprender a mejorar tu comunicación.

El reto de vencer el cáncer de mama es más fácil cuando se trabaja en equipo y los éxitos se saborean mejor si participas activamente.

Los hijos

No trates de esconder el diagnóstico o los sentimientos. Diseña en conjunto con tu pareja la mejor manera y el mejor momento de informarles. No intentes "protegerlos" escondiendo la información porque el resultado que obtendrías sería desastroso. Los niños no son tontos y tarde o temprano sabrán lo que está pasando. Pueden recibir mala información de amigos en la escuela, o en internet, que les haga pensar que vas a morir. Tener una comunicación abierta les permitirá distinguir la realidad de la fantasía. Pronuncia sin miedo la palabra *cáncer,* no trates de suavizarla con términos que los puedan confundir, como "bolita", ya que puedes hacer que desarrollen miedo ante la aparición de cualquier tipo de inflamación y pensar que se trata de algo grave. Es importante que los hijos reciban la información adecuada y que ésta provenga de una fuente confiable. La información confusa genera una dosis muy elevada de ansiedad en los hijos. Evidentemente, la manera en que los informes depende de la edad de los hijos. En el caso de niños pequeños, lo mejor es explicarles con palabras sencillas, que ellos puedan entender. Asegúrales que esto no es su culpa y que nada de lo que han hecho condicionó tu enfermedad. Si tus hijos son más grandes, puedes y debes hablar abiertamente con ellos. No tengas miedo, créeme que lo entenderán. Tienes que estar abierta a responder las preguntas que te hagan. No intentes responder todas a como dé lugar; les puedes exponer que hay cosas inciertas que en este momento tú también desconoces. Puede que manifiesten alguna actitud de rebeldía generada por inseguridad e incertidumbre. Ten paciencia.

Recuerda que ellos también estarán afectados emocionalmente, sentirán miedo de perderte. Repíteles frecuentemente lo mucho que los amas. Infórmales acerca de tus decisiones y las repercusiones que pueden tener. Antes de una cirugía, quimioterapia o radioterapia, explícales los efectos secundarios con detalle para que no se alarmen. Pregunta si desearían visitarte en el hospital y en caso de que haya una negativa averigua las razones. En lo posible, procura involucrarlos en todo lo referente a la enfermedad. Es importante que estén de acuerdo contigo. Pide directamente su opinión y escúchala. Solicita su apoyo en todo lo que sea posible, incluyendo tareas domésticas, comportamiento y disciplina. Esto hará que se sientan parte importante de la familia al no ser excluidos de los asuntos familiares importantes.

Familiares

Si eres un familiar y tienes cercanía emocional con la paciente, lo mejor que puedes hacer es obtener toda la información posible para entender por completo la situación. No tengas miedo de preguntarle directamente a ella. La mayoría de las pacientes son muy abiertas para hablar del tema con gente querida que quiera involucrarse. No sientas pena y mucho menos lástima. Alejarte con el pretexto de "darle su espacio" no beneficia a nadie. Mantén tu cercanía con prudencia. Debes entender que, si bien se trata de una enfermedad grave, hay muchas posibilidades de curarla. Seguramente te enfrentarás a distintos estados anímicos de la paciente en diferentes momentos, sé comprensivo, pero a la vez firme. No permitas que caiga en sentimientos de conmiseración y, sobre todo, de manipulación. Es frecuente y hasta cierto punto entendible que algunos pacientes manipulen a la gente que los rodea utilizando su enfermedad como pretexto. Esto es muy peligroso porque se puede caer en actos completamente irresponsables por parte de todos los involucrados. No olvides que la meta fundamental es mantener una estabilidad emocional.

Empleadores y colaboradores de trabajo

No tiene importancia si eres el jefe, alguien de la misma jerarquía o un subordinado; tus condiciones de trabajo se verán afectadas por esta enfermedad. La paciente requerirá ausentarse de sus labores profesionales en algunas ocasiones. Es improbable que la paciente vaya a tener una incapacidad prolongada y mucho menos permanente. Por lo tanto, lo mejor es que te informes con mucho tacto y sensibilidad de cuál es el plan de tratamiento y de cómo puedes apoyar. Se puede incluso organizar un plan por anticipado para cubrir el trabajo que se acumule durante esas ausencias. La mayoría de las mujeres con cáncer de mama permanece muy activa durante los tratamientos. Probablemente la paciente necesite ausentarse un par de semanas después de la cirugía y algunos días aislados durante la quimioterapia o radioterapia. El resto del tiempo estará casi al 100%. Quizá su efectividad, concentración y rapidez en el trabajo se vean disminuidas pero no en grado superlativo. No adoptes posturas radicales hacia ningún lado, es decir, no hay necesidad de despedir a la paciente pero tampoco requiere una actitud paternalista en la que se le permita hacer lo que quiera. Muestra empatía con su situación pero no rompas innecesariamente las reglas. Aunque no lo creas, las posturas radicales conllevan más daños que beneficios. Es necesario que la paciente se sienta apoyada pero sabiendo que hay responsabilidades que tiene que afrontar. Esto le dará un doble sentimiento de cariño y utilidad. No existe peor cosa, laboralmente hablando, que sentirse menospreciado e inútil. Si hay necesidad de reprimirla por algún error cometido sé gentil pero firme. No hay razón alguna para cambiar tu actitud frente a la enferma. Pregunta si desea ser visitada en el hospital y respeta su decisión. Asegúrate de saber con frecuencia acerca de su salud física y emocional; eso le proporcionará la seguridad de que te importa. Manifiéstale tu interés por el restablecimiento de su salud porque ella es una parte importante de la oficina. Antes de que te des cuenta, seguramente estará de regreso y de alguna forma habrás contribuido en el éxito de su tratamiento.

Sea cual sea tu relación con alguien que ha sido diagnosticada con cáncer de mama debes mostrar una actitud madura, de apoyo y empatía. No hay por qué temer al enfermo de cáncer, es como tú o como yo. Conserva la forma y los modos de tu relación tal como era antes del diagnóstico. Los cambios, aunque sean sutiles, son fácilmente percibidos por las pacientes y generan distanciamiento. No tengas miedo de abordar el tema de frente pero sé sensato. Estoy seguro de que ambos tendrán aprendizajes muy valiosos.

10 Cirugía, ¿qué alternativas existen?

La cirugía representa el tratamiento más antiguo para el cáncer de mama. Durante miles de años fue el único tratamiento disponible. Antiguamente, el desconocimiento de la enfermedad hizo que los éxitos fueran muy eventuales y prácticamente anecdóticos. La cirugía para cáncer de mama en aquel entonces, y hasta hace relativamente poco, era extremadamente radical. Condicionaba grandes deformidades corporales muy difíciles de superar tanto física como emocionalmente. Incluso había una frase muy utilizada por cirujanos del siglo pasado que rezaba: "Grandes incisiones, grandes cirujanos". Los grandes avances científicos de los últimos cien años trajeron consigo nuevas alternativas de tratamiento, que han resultado en una tendencia a realizar cirugías menos invasivas y con resultados estéticos sorprendentes.

La cirugía representa al día de hoy la piedra angular en el tratamiento del cáncer de mama, pero su papel no sólo se limita a la terapéutica, pues existen diferentes modalidades dentro de los procedimientos quirúrgicos destinados a diversos fines. A lo largo de este capítulo explicaré todas las aplicaciones que tiene la cirugía oncológica en el cáncer de mama. La cirugía plástica y reconstructiva será tratada a detalle en otro capítulo.

El especialista indicado para realizar todos los procedimientos aquí mencionados es el cirujano oncólogo.

Cirugía profiláctica

Esto significa literalmente "cirugía preventiva". Una paciente puede solicitar que sus glándulas mamarias sean removidas por diversas razones. Los dos casos principales que representan este grupo se describen a continuación. Anteriormente hablamos de mujeres que tienen mutaciones muy específicas en dos genes llamados BRCA1 y BRCA2. Si recuerdas, estas pacientes tienen una probabilidad de hasta el 80 % de desarrollar cáncer de mama. Este grupo tiene la mayor probabilidad de realizar una cirugía profiláctica. También existen las mujeres cuyo miedo a padecer cáncer o "cancerofobia" es tal que no les permite vivir tranquilamente. Esto puede deberse a que hay muchas personas cercanas, familiares o amigos que han sido diagnosticadas con cáncer de mama. La decisión debe ser tomada por la paciente tomando en cuenta ventajas y desventajas del procedimiento. La operación debe ser efectuada bajo anestesia general y consiste en retirar la mayor parte del tejido mamario cuando aún no se ha desarrollado cáncer. Prácticamente toda la piel, las areolas y los pezones son respetados, es decir que sólo se remueve el tejido puramente glandular. Durante la misma cirugía interviene el equipo de cirugía plástica y coloca un par de implantes mamarios, de tal manera que nadie notará, aun desnuda, que no existen ya las glándulas mamarias. La disminución real del riesgo de padecer cáncer de mama es, en el mejor de los casos, de 90 %, es decir que a pesar de la cirugía no se elimina en su totalidad el riesgo, lo cual representa un factor a considerar. Las pacientes tienen que continuar con su rutina de detección temprana y vivir con la posibilidad de que aunque es muy pequeño, aún existe el riesgo de desarrollar cáncer de mama.

Cirugía diagnóstica

Consiste en un conjunto de técnicas encaminadas a establecer un diagnóstico. Todas ellas se comentaron en el capítulo "¿Cómo se diagnostica el cáncer de mama?", por lo que no nos detendremos nuevamente a explicarlas.

Cirugía terapéutica

Esta modalidad es utilizada cuando existe un diagnóstico de cáncer de mama y el objetivo es lograr la curación de la paciente. Existen, a su vez, varias opciones dentro de esta categoría:

Mastectomía radical

Consiste en remover piel, areola, pezón, todo el tejido mamario, algunos o todos los músculos del tórax, el tejido linfático (ganglios) de la axila y en ocasiones incluso algunas costillas. Su uso se limita a casos desesperados en los que ha fallado la quimioterapia y/o la radioterapia. Los esfuerzos van encaminados a curar a la paciente aunque muy pocas veces se logra esta meta. Por lo general no se sugiere hacer una reconstrucción inmediata. Hay que esperar por lo menos dos años después de la cirugía, sin evidencia de actividad tumoral, para poder pensar en una cirugía reconstructiva y los resultados estéticos son muy pobres. Cada vez es menos utilizada esta técnica ya que es extremadamente agresiva y deformante.

Mastectomía radical modificada

Se retira piel, areola, pezón, tejido mamario y ganglios axilares, pero se respetan los músculos y las costillas. En la mayoría de los casos es posible ofrecer una reconstrucción inmediata y se pueden lograr resultados estéticos muy satisfactorios. Existen dos variantes a esta cirugía. La primera consiste en preservar la mayor cantidad de piel posible (mastectomía conservadora de piel), lo que representa una gran ventaja para la reconstrucción realizada por los cirujanos plásticos. La segunda consiste en preservar la mayor cantidad de piel, la areola y el pezón (mastectomía conservadora de complejo areola-pezón o CAP). En este caso, los resultados estéticos son extraordinarios, muy similares a pacientes que se colocan implantes por cuestiones estéticas.

Cirugía conservadora de mama

En algunos casos es posible preservar la gran mayoría del tejido mamario, removiendo tan sólo el tejido tumoral, prácticamente sin repercusiones estéticas y logrando altos índices de curación. En estos casos no es necesario ni siquiera que intervenga el equipo de cirugía plástica. La gran mayoría de pacientes en etapas tempranas pueden ser candidatas a realizar esta cirugía. Es indispensable acompañar este procedimiento con radioterapia para asegurar un buen pronóstico. Los resultados a largo plazo, en cuanto a curación, son muy similares a pacientes en las que se realizan mastectomías completas con la diferencia de que el resultado estético y el impacto emocional son muy diferentes. Esta técnica alentadora se utiliza cada vez más. Hoy en día existe un concepto llamado "cirugía onco-plástica", que significa hacer una cirugía con conceptos oncológicos (erradicar el cáncer), utilizando además diferentes técnicas de cirugía plástica para optimizar el resultado estético. La tendencia mundial actual es procurar procedimientos menos invasivos, con fines curativos y con excelente resultado estético. Es importante que sepas que a pesar de esto nunca hay que sacrificar los principios oncológicos con fines de preservar la estética.

Técnicas especiales

Son procedimientos quirúrgicos que no se pueden incluir en los grupos anteriores. Básicamente son dos:

Colocación de catéter para aplicación de quimioterapia: Los medicamentos utilizados en el tratamiento del cáncer son, en muchas ocasiones, muy irritantes para las venas periféricas (venas delgadas de los brazos). Por lo tanto es preferible, mas no indispensable, colocar un catéter que se ubique en una vena central de gran calibre que no sufra alteraciones por la presencia de estos medicamentos. La vena yugular interna (en el cuello) y subclavia (por debajo de la clavícula) son las más utilizadas para este propósito. Suena como tormento, pero en realidad no representan mayor molestia. Existen muchas clases de catéteres que pueden ser utilizados.

El mejor, desde mi punto de vista, es llamado "catéter tipo puerto" que es colocado internamente por completo, es decir, no se ve, queda por debajo de la piel, por lo tanto no requiere de cuidados especiales por parte del paciente. Está diseñado para permanecer por largos periodos (podrían ser años) en el cuerpo sin ocasionar problemas. Se coloca en quirófano con el uso de anestesia local y una sedación leve. Una vez que ha cumplido su función, puede ser retirado de manera sencilla con el uso de anestesia local, sin necesidad de entrar a quirófano.

Identificación de ganglio centinela. Como ya te he explicado, la diseminación del cáncer de mama es principalmente por vía linfática. Los vasos linfáticos del organismo son los encargados de transportar los desechos de todas las células. En su camino hacen "paradas" o "relevos" en los ganglios linfáticos, que funcionan como almacenes temporales. Ante el diagnóstico de cáncer de mama se vuelve indispensable saber si los ganglios axilares, que son el principal drenaje linfático de este órgano, están afectados. En el caso específico de cáncer de mama sabemos que estos relevos mantienen un orden. Te pondré un ejemplo: imagínate una escalera en la que es obligatorio pisar el primer escalón, después el segundo y así sucesivamente. No puedes brincarte escalones. Pues bien, la invasión ganglionar del cáncer de mama funciona igual, es decir que, si los ganglios del primer escalón no están afectados, es improbable que los de los demás escalones lo estén. Anteriormente, en todas las pacientes, se hacía una resección completa de los ganglios axilares (llamada disección radical de axila). Esto generaba problemas importantes en la circulación linfática del brazo, que muchas veces eran peor que el cáncer. Hoy en día es posible identificar, por medio de tecnología compleja que no vale la pena explicar, el primer relevo ganglionar. Una vez identificado este ganglio, se extrae y se envía para estudio. Si sale "limpio" no hay necesidad de quitar los demás ganglios, evitándole a muchos pacientes una disección axilar innecesaria. En caso de que tenga invasión por cáncer, sigue siendo requerida la disección radical de axila. En estas pacientes, por medio de fisioterapia preventiva, se evitan los problemas ocasionados por la circulación linfática alterada. Todo esto se hace en la misma operación destinada a quitar el cáncer en cualquiera de sus modalidades.

Otras cirugías

En ciertos pacientes es necesario echar mano de otro tipo de cirugías, no necesariamente en la mama, que contribuyan a lograr la curación. Por ejemplo: hay casos de tumores que dependen de estrógenos y progesterona, en los cuales se quitan los ovarios para suprimir el aporte de estas hormonas. Esto no significa que a todas las pacientes con este tipo de tumores se les quiten los ovarios. Son casos muy seleccionados. Otro ejemplo lo constituyen cirugías para eliminar metástasis en hígado o pulmones. También son casos seleccionados. Existen otros ejemplos. Los mencionados aquí representan la mayoría de los casos.

Cirugía paliativa

Hay casos en los que la cirugía no puede contribuir a la curación del paciente, pero esto no significa que no podamos mejorar sus condiciones para que su calidad de vida sea adecuada. Este es el papel que ocupa la cirugía paliativa. Los escenarios son muy diversos y los procedimientos son numerosos. Enumerarlos y explicarlos quizá sea material para un libro entero.

Este armamento es con el que contamos los cirujanos oncólogos para contribuir a la curación y mejoramiento de la calidad de vida del paciente. En ocasiones es necesario usar varios tipos de cirugía para lograr nuestra meta. Es importante decir nuevamente que los tumores detectados en forma temprana requieren cirugías menos agresivas y con mejores resultados estéticos. Si se te presenta una duda que no haya logrado aclarar, ponte en contacto con tu cirujano oncólogo quien, estoy seguro, la resolverá con gusto.

QUIMIOTERAPIA, ¿EN QUÉ CONSISTE? 11

LA PALABRA QUIMIOTERAPIA normalmente genera reacciones de temor en gran cantidad de personas. Este término y lo que involucra ha sido marcado por una serie de mitos y leyendas urbanas que circulan velozmente. En la creencia popular, se trata literalmente de "venenos" con efectos secundarios insufribles. Inicialmente debemos definir lo que significa la palabra; etimológicamente significa: "Tratamiento por medio de sustancias químicas". Si nos apegamos a esta definición, el uso de bronceador caería dentro del concepto de quimioterapia. De hecho, en algunos libros de farmacología es común que sus capítulos se titulen, por ejemplo, "Quimioterapia con antibióticos". Lo normal es que tal término está limitado a las sustancias utilizadas en el tratamiento del cáncer; tanto en el gremio médico como en la población general se da por sentado este concepto. No todas las pacientes con cáncer de mama requieren tratamiento con quimioterapia. Es difícil aclarar de forma sencilla quiénes la necesitarán, ya que en la de-

El concepto *quimioterapia* engloba en realidad tres modalidades diferentes de tratamiento con medicamentos que son: la quimioterapia en sí, la hormonoterapia y la terapia biológica. Los especialistas encargados de decidir qué procedimiento es el idóneo, planearlo y administrarlo son los oncólogos médicos.

cisión intervienen muchos factores que, al estar entrelazados, condicionarán su uso.

Antecedentes históricos

El origen de la quimioterapia se remonta a los años cuarenta, poco antes de la terminación de la Segunda Guerra Mundial, en la que comenzaron a utilizarse bombas químicas con fines de exterminación. Una de las primeras sustancias utilizadas en estas bombas fue la mostaza nitrogenada. Al realizarle la autopsia a algunas víctimas, se dieron cuenta de que este compuesto, de alguna forma, detenía la reproducción de algunas células cuya naturaleza era la de dividirse rápidamente. Esto llevó a la investigación para utilizarlo como medicamento oncológico.

Pocos años más tarde descubrieron que la aplicación directa de la mostaza nitrogenada en ciertos tumores hacía que disminuyeran sustancialmente su tamaño, por lo menos temporalmente, y que la repetición cíclica en las aplicaciones podía destruirlo por completo. Se aplicó entonces en oncología el término *ciclo,* que se refiere a la administración consecutiva de sustancias con intervalos de tiempo determinado. Este hecho sentó las bases para afirmar que los tumores cancerosos eran susceptibles de tratamiento por medio de agentes químicos. Muchos medicamentos se desarrollaron en los siguientes años. En 1965, tres investigadores estadounidenses descubrieron que la aplicación de combinaciones de diferentes medicamentos con efectos distintos daba mejor resultado. En ese momento nació el concepto de *esquema,* al cual nos referimos cuando utilizamos sustancias diferentes en combinación para atacar un cáncer específico. Desde entonces se popularizó el uso de esquemas de tratamiento aplicados en ciclos determinados. Para que sea más fácil comprenderlo, pondré un ejemplo: utilizaremos en un paciente esquema de FEC en seis ciclos, con intervalo de tres semanas. Esto significa que usaremos tres drogas (fluoracilo, epirubicina y ciclofosfamida = FEC) repartidas en seis dosis cada tres semanas.

En la década de 1970 comenzaron a utilizarse dichos tratamientos mundialmente. En ese tiempo eran medicamentos extremadamente tóxicos que provocaban muchos efectos secundarios, y los pacientes realmente la pasaban mal. Hoy los medicamentos son mejores, con menos efectos secundarios y mayor tolerancia por los enfermos.

También por esos años se descubrió que algunos tumores mamarios eran dependientes de hormonas, y se diseñaron medicamentos que bloqueaban la aportación de dichas hormonas a los tumores. Ahí nació la "hormonoterapia" con un medicamento utilizado hasta la fecha, llamado "tamoxifeno".

En los años noventa surgieron otros medicamentos enfocados a bloquear funciones muy específicas a nivel celular, llamados terapia biológica, que explicaré más adelante.

Quimioterapia

Comprende un grupo muy grande de medicamentos que se usan en combinación y que van encaminados a detener la reproducción rápida de células. Esto incluye células malignas, pero también normales de rápida reproducción en el cuerpo, como son el pelo, las uñas, las células encargadas de defensa (inmunológicas) y las que recubren estómago e intestino. Por esta razón es que se pierde el pelo, se pigmentan las uñas, puede haber debilidad en las defensas del organismo y hay trastornos digestivos. A todos estos efectos secundarios se les llama *toxicidad.* Cada medicamento cumple una función específica y tiene una toxicidad en diferentes niveles que puede ser muy variada. La toxicidad puede ser a corto plazo y provocar, por ejemplo, náusea y vómito; a mediano plazo causa una baja importante de las defensas o diarrea; y a largo plazo, problemas cardiacos, renales, pulmonares, etcétera. En algunas pacientes la quimioterapia puede causar esterilidad. En ciertos casos raros puede ocurrir pérdida de memoria reciente y dificultad para concentrarse. Todos estos efectos por lo general son transitorios y reversibles, aunque en algunos casos pueden llegar a poner en peligro la vida. Por esto los oncólogos médicos vigilan estrechamente la aparición de toxicidad en pacientes que están llevando quimioterapia. En caso de detectarse, aplican medidas inmediatas para evitar que se vuelvan un problema grave. Los esquemas más utilizados en la actualidad para tratamiento de cáncer de mama con quimioterapia son:

- AC: Doxorrubicina (la A es por el nombre comercial del medicamento Adriamicina) y Ciclofosfamida.
- FAC: Fluoracilo, Doxorrubicina y Ciclofosfamida.
- FEC: Fluoracilo, Epirubicina y Ciclofosfamida.
- CMF: Ciclofosfamida, Metrotexate y Fluoracilo.
- TAC: Taxanos, Doxorrubicina y Ciclofosfamida.
- TC: Taxanos y Ciclofosfamida.

Esta información pareciera demasiado técnica, y lo es, en efecto; la razón por la que pongo estos esquemas es porque es muy importante que sepas cuál de ellos será o fue utilizado en tu caso. No necesitas saber los detalles de cómo actúan o en qué casos se utilizan unos u otros. Supongamos que cambias de oncólogo, de ciudad o incluso de país. Esta información será clave para que otros médicos que se encarguen de tu caso tengan pleno conocimiento de los pormenores de tu tratamiento. Si tú le informas a un médico que recibiste seis ciclos de TAC, estarás hablando el idioma universal de los oncólogos. La quimioterapia puede darse específicamente en cáncer de mama, en diferentes momentos del tratamiento total. Dependiendo del momento y circunstancias en las que se aplique, puede ser:

- *Quimioterapia neoadyuvante:* Se usa antes de la cirugía para evaluar la respuesta que tiene el tumor ante los medicamentos. La finalidad es disminuir el tamaño e incluso desaparecer el tumor. Esto facilita el tratamiento quirúrgico y puede hacer posible una cirugía conservadora de la mama.
- *Quimioterapia adyuvante:* Se aplica después de la cirugía para completar la destrucción de células malignas que se encuentren tanto en el sitio original (glándula mamaria) como en algún otro. No estamos hablando de metástasis propiamente, sino de células aisladas.
- *Quimioterapia concomitante:* Es administrada en forma simultánea a la radioterapia, con el fin de incrementar el efecto total de los dos tipos de tratamiento. En cáncer de mama es utilizado muy rara vez, ya que los efectos secundarios potenciales son grandes y poco tolerados.
- *Quimioterapia paliativa:* Su función es la de mejorar las condiciones y calidad de vida de los pacientes cuando no es posible ofrecer curación. Su uso debe ser juicioso y debe valorarse la relación riesgo-beneficio, porque puede resultar contraproducente y deteriorar marcadamente a la paciente en vez de beneficiarla.

Tras su aplicación, la respuesta del tumor a la quimioterapia es valorada de la siguiente manera:

- *Respuesta completa:* Significa que después de la administración de medicamentos no existe evidencia de tumor, ni por revisión médica, ni por estudios de imagen, ni por estudios de patología.
- *Respuesta parcial mayor al 50 %:* Existe disminución del tamaño tumoral mayor del 50 %, pero aún existe.
- *Respuesta parcial menor al 50 %:* La respuesta es mínima.
- *Enfermedad estable:* Significa que a pesar de la quimioterapia el tumor no se modifica, ni crece ni disminuye su tamaño.
- *Progresión:* No sólo no hay reducción en el tamaño, sino que incluso existe crecimiento, a pesar de los medicamentos.

Tanto la enfermedad estable como la progresión se traducen en tumores agresivos que no responden a la quimioterapia.

Existen cientos de medicamentos utilizados para tratar el cáncer, cada uno con una función específica, por lo que el término quimioterapia no aplica solamente a un medicamento, como cree la gente. Algunos tienen efectos secundarios evidentes y otros no tanto, pero en general hoy constituyen un grupo de medicamentos de uso bastante seguro y con buenos resultados.

Hormonoterapia

El descubrimiento del papel que las hormonas juegan en ciertos tipos de cáncer de mama puso en evidencia el hecho de que, al ser bloqueado su aportación, mejoraban enormemente las posibilidades de curación. Fue así como se inventó un medicamento llamado Tamoxifeno. Es quizá el fármaco más estudiado en el mundo de la oncología; también es conocido como antiestrógeno, ya que previene que los estrógenos se pongan en contacto con el tumor canceroso. Es utilizado únicamente en pacientes en los que se comprueba la presencia de receptores positivos para estrógenos y progesterona, por medio de la Inmunohistoquímica (IHQ).

No todas las pacientes con cáncer de mama son candidatas a recibir hormonoterapia.

El tratamiento consiste en tomar una pequeña píldora todos los días durante cinco años. Se ha documentado, por medio de muchos estudios, que el máximo beneficio de este medicamento se alcanza en este tiempo, y que el uso durante un tiempo menor o mayor no reporta mejores resultados. Los efectos secundarios más comunes son bochornos y resequedad vaginal.

Otro efecto adverso es que puede provocar la formación de coágulos en las venas. Algunas pacientes con trastornos de coagulación no pueden tomar Tamoxifeno. También se ha asociado el uso de Tamoxifeno con un riesgo incrementado de desarrollar cáncer de endometrio (revestimiento interior de la matriz), aunque la incidencia es extremadamente baja. Sin embargo, toda paciente que está bajo este tratamiento es monitorizada estrechamente para detectar cualquier anormalidad.

Otros medicamentos utilizados en la hormonoterapia son los llamados *inhibidores de aromatasa,* que impiden la formación de estrógenos, a diferencia del Tamoxifeno, que impide que se pongan en contacto con el tumor. Se llaman así porque inhiben una sustancia (enzima aromatasa) encargada de la producción de estrógenos. Los ejemplos más característicos de este tipo de sustancias son el anastrozol, el letrozol y el exemestano. Son fármacos muy caros y han demostrado eficacia tan sólo en mujeres posmenopáusicas, con muy buenos resultados. Son sustancias muy eficaces pero en un número limitado de pacientes. En mujeres jóvenes premenopáusicas no deben administrarse. En algunos casos muy seleccionados es necesario quitar los ovarios por medio de cirugía, para bloquear la producción de estrógenos y lograr un control hormonal completo.

Terapia biológica

El conocimiento del código genético humano ha abierto puertas increíbles al conocimiento de ciertas enfermedades, entre ellas el cáncer de mama. Es necesario que entiendas algunos conceptos básicos para poder adentrarnos en el tema de la terapia biológica. Todos los seres humanos tenemos unos genes llamados *oncogenes*, que pueden desencadenar la multiplicación desordenada de células y por consiguiente un cáncer. También tenemos otros genes llamados supresores, que se encargan de "frenar" a los oncogenes. Si existe un equilibrio balanceado entre estos dos tipos de genes, no se desarrollarán tumores malignos. Pues bien, el HER-2/neu es un oncogén que puede ser medido por estudios de inmunohistoquímica. En el capítulo segundo hablé detalladamente de la inmunohistoquímica (IHQ), que es un conjunto de estudios que nos provee información adicional de las características de un tumor determinado. Si la conclusión es que existe una sobreexpresión de este oncogén (también llamado c-erbB2) significa que hay un desbalance entre éste y los genes supresores y que es imperativo dar un tratamiento para corregir este desbalance. El medicamento utilizado para lograr esto se llama trastuzumab y su uso ha demostrado un mejor pronóstico en pacientes con HER-2/neu positivo.

Otro asunto que necesitas comprender es que un tumor maligno desarrolla nuevos vasos sanguíneos para nutrirse y seguir creciendo. Detener el proceso por el cual se envía la información para crear estos nuevos vasos sanguíneos es algo que actualmente puede lograrse por medio de medicamentos llamados antiangiogénicos, que significa "en contra de la nueva formación de vasos sanguíneos". En estos casos utilizamos un medicamento llamado bevacizumab y se usa en casos de recurrencia de la enfermedad o en pacientes con actividad metastásica.

Otro medicamento, llamado apatinib, bloquea a dos oncogenes (HER-1 y HER-2) selectivamente, y además tiene un efecto *antiangiogénico.* Éste se usa cuando las pacientes no responden a tratamiento con trastuzumab.

Estos tres ejemplos son los más representativos de lo que significa una terapia biológica en cáncer de mama. En pocas palabras, representa bloquear ciertas señales a nivel molecular para evitar que ciertos procesos se lleven acabo. Son terapias extremadamente nuevas y con un costo elevado, pero que han demostrado una gran eficacia en pacientes que requieren su uso.

El desarrollo histórico de todos los medicamentos citados en este capítulo ha traído un cambio trascendental en el resultado final de pacientes con cáncer de mama. Han aumentado los índices de curación, sobrevida global y calidad de vida. Además, han contribuido a que cada vez más se empleen cirugías menos agresivas con mejor resultado estético y menor impacto emocional. Las líneas de investigación, actualmente en curso, tienen promesas interesantes para que en un futuro cercano tengamos un conocimiento detallado de los eventos que suceden para que se desarrolle un cáncer de mama y podamos tratarlo en forma sencilla, mínimamente invasiva y de manera ideal, prevenirlo.

12

Radioterapia, ¿qué es y cómo funciona?

Dra. Fabiola Flores Vázquez
Especialista en radioterapia

La palabra radioterapia normalmente genera ansiedad y miedo, pero se debe a la confusión e ignorancia. Muchas personas creen que *radioterapia* y *quimioterapia* son sinónimos utilizados para nombrar un mismo tipo de tratamiento. Otras imaginan que la primera es un tratamiento que se lleva a cabo en un gran horno, similar a un crematorio, y que utiliza fuego, calor o algo parecido, que a su vez ocasiona quemaduras en el cuerpo. Por otro lado, con las palabras *radiación* y *radiactividad* se recrean imágenes en la mente, muy similares a las de los holocaustos nucleares en las ciudades de Hiroshima, Nagasaki y Chernobyl.

Nada de eso. La radiación es una fuente natural de energía, como los rayos solares, generada por medio de determinados aparatos, y puede ser de bajas dosis (para tomar radiografías) o altas (para el tratamiento de algunas enfermedades, no necesariamente cáncer). Dicha energía puede crearse de forma natural (Cobalto 60) o artificial (aceleradores lineales). Entonces, la radioterapia es un tratamiento para ciertas enfermedades; emplea rayos penetrantes de ondas de alta energía o corrientes de partículas, llamados *radiación.* Los especialistas encargados de planear y administrar este tipo de tratamiento son los *radio-oncólogos,* también llamados *radioterapeutas.*

La radioterapia puede usarse para tratar muchos tipos de cáncer en casi todas las partes del cuerpo. De hecho, más de la mitad de todas las personas con cáncer son tratadas con alguna forma de radiación. De hecho, la radiación es el único tipo de tratamiento que muchos pacientes necesitan. Miles de personas que han recibido radioterapia sola o en combinación con otros tratamientos están ahora libres de cáncer.

La historia de la radioterapia nació con los descubrimientos de los rayos x y de la radiación, realizados por los científicos Roentgen y Becquerel en 1895, año del que data el primer tratamiento de cáncer de mama con radiación. Desde entonces y hasta la fecha constituye una parte muy importante de la terapéutica para esta enfermedad. Las primeras máquinas especiales para la radiación eran muy rudimentarias, por lo cual provocaban grandes daños al organismo: quemaduras tanto externas (piel) como internas (corazón, pulmones, hueso, etcétera). La evolución científica y tecnológica condujo al mejoramiento sustancial de estos equipos que hoy en día dirigen cantidades específicas de radiación a los tumores o a las áreas del cuerpo que han tenido la enfermedad.

El objetivo de la radiación en dosis altas es matar las células o evitar que éstas crezcan y se multipliquen. Como las células cancerosas crecen y se multiplican más rápido que la mayoría de las normales que las rodean, la radioterapia puede tratar exitosamente muchos tipos de cáncer. Cierto es que las células normales también son atacadas por la radiación pero, a diferencia de las células malignas, la mayoría se recuperan de los efectos. La última intención de la radioterapia es matar las células cancerosas con el menor daño posible para las células normales, lo cual se logra limitando la dosis de radiación cuidadosamente y repartiendo el tratamiento a lo largo de un tiempo determinado. El objetivo es proteger todo el tejido normal que les es posible, al apuntar directamente la radiación al lugar donde está o estuvo el cáncer. Un punto importante es que el tejido vivo absorbe de manera acumulativa la dosis de radiación y tiene un límite de tolerancia que no debe excederse, lo que significa que al planear un tratamiento se calcula y administra la dosis máxima tolerada por los tejidos y nunca más puede volverse a radiar esa zona.

La radiación puede darse antes, durante o después de la quimioterapia. Al igual que la cirugía, la radioterapia es un tratamiento local, que sólo afecta las células de un área específica del cuerpo. Algunas veces se añade la radioterapia a otros tratamientos que alcanzan todas las partes del cuerpo, como la quimioterapia o la terapia biológica, con el objeto de mejorar los resultados.

Sólo puedes recibir tratamiento de radioterapia en determinada parte de tu cuerpo una vez en la vida.

La radioterapia se usa con frecuencia en combinación con la cirugía para tratar el cáncer de mama. Si se utiliza radiación antes de la operación para reducir el tamaño del tumor, para facilitar la remoción del tejido canceroso y permitirle al cirujano realizar una cirugía menos agresiva, recibe el nombre de radioterapia *neoadyuvante.* La radioterapia puede utilizarse también después de la intervención quirúrgica para detener el crecimiento de las células cancerosas que hayan quedado, en cuyo caso se llama radioterapia *adyuvante.* En los casos en que la radiación se utiliza al mismo tiempo que se administra quimioterapia, se llama *concomitante.* El objetivo del tratamiento de la radiación antes o durante la quimioterapia es reducir el tamaño del tumor y, por lo tanto, mejorar la eficacia de las medicinas anticancerosas.

Cuando no es posible curar el cáncer, la radioterapia puede utilizarse para reducir el tamaño de los tumores y con ello disminuir la presión sobre estructuras u órganos vecinos, el dolor y otros síntomas. A esto se le denomina radioterapia *paliativa.*

Radioterapia en cáncer de mama

El cáncer mamario puede diagnosticarse en diversas etapas, en cada una de las cuales la radioterapia puede administrarse en conjunto con otros tratamientos, como la quimioterapia y la cirugía.

Los pacientes con cáncer de seno tienen muchas opciones de tratamiento. Éstas son cirugía, quimioterapia, radioterapia, terapia hormonal y terapia biológica, como ya se ha dicho en el libro. En la mayoría de los casos, el factor más importante en la selección del tratamiento es la etapa de la enfermedad, en la que puede haber terapias encaminadas a controlar el dolor y otros síntomas del cáncer.

La radioterapia normalmente se administra siempre después de la cirugía conservadora de seno. Algunas veces —dependiendo del tamaño del tumor y de otros factores—, la radioterapia se usa también después de la mastectomía. La función de la radiación es destruir las células cancerosas de seno que puedan quedar en el área.

Algunas mujeres reciben radioterapia sola o combinada, con quimioterapia o terapia hormonal *antes* de cirugía, con el fin de destruir las células cancerosas y reducir el tamaño del tumor. Este método se usa cuando el tumor del seno es grande o no puede extirparse fácilmente con operación quirúrgica.

Hay tres tipos de radioterapia para tratar el cáncer de mama:

Radiación externa

La radiación procede de una máquina. Generalmente los tratamientos están programados cinco días a la semana durante varias semanas.

Radioterapia intraoperatoria (IORT, por sus siglas en inglés)

También proviene de una máquina que provee una dosis de radiación que se administra durante la cirugía, cuando el seno está abierto, de tal manera que la paciente sale del quirófano ya tratada con cirugía y radioterapia al mismo tiempo. Aún no existe esta facilidad en México, pero todo parece indicar que pronto estará disponible.

Radiación interna, por implante o braquiterapia

La radiación procede de material radiactivo: pequeños granos ubicados en tubos delgados de plástico, colocados directamente en el seno, también llamadas semillas radiactivas. Para la radiación por implante, la mujer permanece en el hospital después de la cirugía. Los implantes permanecen en el sitio durante varios días; al término del tratamiento se retiran y la paciente puede ir a casa.

Para definir el tratamiento de un paciente es crucial saber la etapa de la enfermedad en que se encuentra y algunos de los siguientes factores:

- Tamaño del tumor.
- Relación del tamaño del tumor con el tamaño del seno, que significa qué tanta parte del seno está ocupada por el tumor.
- Invasión a los ganglios.
- Estado general de salud.
- Estado hormonal (significa si la mujer ha pasado ya por la menopausia).

Los tratamientos que se usan regularmente, con base en la etapa clínica son:

Etapa 0

Todos los carcinomas ductales in situ que no tengan invasión ganglionar o metástasis a distancia son clasificados como etapa 0, independientemente del tamaño del tumor (cabe recordar que el carcinoma lobulillar in situ no es realmente un cáncer, sino más bien un factor de riesgo).

En el carcinoma ductal in situ, un alto porcentaje de pacientes son candidatas a una cirugía conservadora de mama, que por fuerza debe estar complementada con radioterapia en todos los casos. La radioterapia en esos pacientes es administrada exclusivamente en la zona de la glándula mamaria. En los casos en los que se opta por cirugía radical, puede o no ser necesario el complemento de radioterapia.

Etapas I, IIa, IIb y IIIa

Las opciones en esta etapa pueden ser diversas. Algunas pacientes optan por una cirugía conservadora y en estos casos siempre es necesario completar el tratamiento con radioterapia, la cual se administra en la glándula mamaria durante cinco semanas y posteriormente se da una dosis dirigida al sitio donde se encontraba el tumor por una semana más. En otras pacientes es preferible una mastectomía, en la que también es necesario retirar los ganglios axilares. En algunos casos será necesario recibir radioterapia debido los hallazgos reportados por el departamento de patología. En los casos en que exista invasión a los ganglios, aparte de recibir radioterapia en la glándula mamaria, también se deberá administrar tratamiento en las regiones ganglionares tanto de la axila, pecho como cuello. La duración del tratamiento es de aproximadamente cinco semanas.

Etapas IIIb y IIIc

Las pacientes en estas etapas generalmente inician con tratamiento de quimioterapia. Después se recomiendan tratamientos adicionales, que puede ser cirugía en cualquiera de sus modalidades, seguido de radioterapia, o radioterapia previa a la cirugía. En estos casos, las áreas que normalmente reciben radioterapia son la glándula mamaria y las zonas ganglionares regionales.

Etapa IV

En esta etapa, la mayoría de las pacientes reciben tratamiento a base de quimioterapia, terapia hormonal o biológica y, en algunos casos, puede requerirse radioterapia. La radiación puede utilizarse para controlar tumores en algunas partes del cuerpo. Estos tratamientos no curarán la enfermedad, pero pueden ayudar a que las pacientes vivan más tiempo y con mejor calidad de vida.

Planeación de un tratamiento con radioterapia

Los rayos de alta energía utilizados en la radioterapia suelen provenir de una variedad de fuentes, que pueden ser de origen natural —Cobalto 60— o de manera artificial —aceleradores lineales.

Posteriormente a un examen físico y de la revisión de la historia clínica, se programará le planeación del tratamiento. Primero se realiza un procedimiento llamado *simulación*, que consiste en la colocación del paciente en la posición exacta en la que recibirá su tratamiento; después se toman imágenes con una tomografía axial computarizada para determinar la dirección en la que se apuntará la radiación. La simulación puede tomar de media hora a dos horas.

Es frecuente que el radioncólogo marque el sitio de tratamiento en la piel con tatuajes que serán permanentes, pero que no son muy notorios y semejan lunares pequeños. Lo anterior es para que la radiación apunte a la misma área cada vez. Tras finalizar la simulación, el radioterapeuta se reúne con su equipo de trabajo —un físico médico y un técnico en radioterapia— para determinar el tratamiento específico, la dosis y el número de sesiones que se requieren para cada caso.

Después de iniciadas las sesiones, el radioncólogo y los demás miembros del equipo vigilarán la evolución del paciente, analizando por lo menos una vez a la semana la respuesta al tratamiento y la presencia de efectos secundarios o complicaciones.

La mayoría de los tratamientos tienen duración aproximada de cinco a siete semanas y se administran cinco días a la semana, de lunes a viernes. Así como los medicamentos se miden en miligramos, la dosis de radiación se mide en Grays (Gy). La dosis que se aplica en una paciente con cáncer de seno es de 50 Gy en 25 sesiones, que significa que se darán 2 Gy por sesión, como máximo. Recuerda que en el caso de radiación, la dosis es acumulativa. El fundamento de administrar dosis pequeñas de radiación repetidas durante varios días, en vez de unas pocas dosis grandes, es ayudar a proteger el tejido sano (sin cáncer) que se encuentra en el área que recibirá la radiación. Por ello la duración del tratamiento es de aproximadamente cinco semanas, aunque en algunos casos es necesario agregar un incremento de cinco a ocho sesiones de radioterapia en el sitio del tumor inicial. El descanso durante los fines de semana permite que las células normales se recuperen.

Durante cada sesión de radioterapia externa, la paciente permanece en la sala de tratamiento entre diez y quince minutos, pero recibirá la radiación solamente de uno a cinco minutos. La radioterapia no se siente, es como si te tomaran una radiografía.

Son muy raros los casos en que se utiliza *braquiterapia* para cáncer de mama y actualmente no existe la posibilidad de dar radioterapia por medio de IORT, por lo que no es necesario detallar estas modalidades de tratamiento.

Efectos secundarios de la radioterapia

Debido a que el tratamiento tiene la posibilidad de dañar células y tejidos sanos, los efectos secundarios son frecuentes. Los resultados específicos dependen principalmente del tipo, duración y extensión del tratamiento y pueden ser diferentes para cada paciente o cambiar de una sesión de tratamiento a otra.

Es muy importante que comprendas que la radioterapia no hace que tu cuerpo se vuelva radiactivo. No hay necesidad de evitar el contacto con otras personas mientras te encuentras en tratamiento. Abrazar, besar o tener relaciones sexuales no son causa de riesgo para otras personas.

Los efectos secundarios de la radioterapia, aunque desagradables, usualmente no son graves y pueden controlarse con medicamentos o dieta. Suelen desaparecer pocas semanas después de terminado el tratamiento, aunque algunos efectos pueden durar un poco más.

Durante la radioterapia puedes sentirte cansada, especialmente cuando el proceso está por terminar. Esta sensación puede continuar aún después de haber terminado tu tratamiento. El descanso es importante, pero los radioterapeutas generalmente aconsejamos a los pacientes que traten de ser tan activos como les sea posible.

También es común que la piel del área tratada se ponga roja, seca, sensible y que sientas comezón, muy similar a una quemadura solar. El seno puede sentirse pesado y apretado. Estos problemas desaparecerán con el tiempo. Cuando el tratamiento está por terminar, la piel puede ponerse húmeda y sudorosa. La exposición de esta área al aire tanto como sea posible puede ayudar a que tu piel sane con mayor rapidez.

Debido a que el sostén y otros tipos de ropa pueden rozar la piel y causar irritación, es factible que prefieras usar ropa suelta de algodón durante este tiempo. El cuidado de la piel es importante en este periodo, por lo que deberás consultar sobre el uso de desodorantes, lociones o cremas en el área tratada. Los efectos de radioterapia sobre la piel son pasajeros, y la zona se cura gradualmente, después que ha terminado el tratamiento.

Otro efecto secundario menos frecuente es el linfedema. Al extirpar los ganglios linfáticos de la axila, el flujo de la linfa se vuelve lento. El fluido puede acumularse en el brazo y la mano y causar hinchazón (linfedema). Este problema puede surgir inmediatamente después de la cirugía o meses y aun años más tarde e incrementarse por la radioterapia, sobre todo cuando se radian también las zonas ganglionares. En el capítulo dedicado a la fisioterapia podrás leer acerca de esta complicación y su tratamiento.

Seguimiento

Después de que los tratamientos de radiación hayan terminado, es importante que el radiooncólogo vigile los resultados de la radioterapia durante visitas que serán debidamente programadas. Estas revisiones son necesarias para identificar, y en caso necesario tratar, los efectos secundarios de la radiación y para detectar cualquier señal que indique una recurrencia del cáncer de mama.

Reconstrucción mamaria, ¿qué puedo esperar?

En la mayoría de los casos en los que existe una detección de cáncer en etapas tempranas es posible ofrecer cirugías sin repercusiones estéticas y, por lo tanto, no requieren de técnicas reconstructivas. La actual cirugía oncológica se enfoca en causar el menor daño posible y con el mejor resultado estético para corregir algún problema, sin necesidad de reconstrucción. En gran porcentaje de pacientes con cáncer de mama, estos objetivos se logran, pero hay algunas que requieren tratamientos más radicales para lograr la curación.

El impacto físico, emocional y psicológico que conlleva una mastectomía puede ser enorme, independientemente de la edad y complexión de la paciente. La seguridad propia, la autoestima y la sexualidad de una mujer pueden lastimarse de forma profunda tras esta operación. Claro que en mucho depende la manera en que cada mujer procese —desde el punto de vista psicológico— el tema. Dado que la salud emocional tiene igual o más importancia que la física, la reconstrucción mamaria puede ser una buena opción para compensar ese impacto. En ese sentido, no estamos hablando de un cambio superfluo en cuanto a la apariencia. Simplemente al mejorar la imagen puede lograrse un menor impacto en la autoestima. Cuando se trata de sobrevivir a una enfermedad que requiere una transformación en esta parte tan importante de tu cuerpo, debes tomar en cuenta estos aspectos emocionales.

Por otra parte, no sólo estamos hablando de cambios psicológicos. Cuando se retira un seno, se desequilibra el peso de la mitad del cuerpo. Si se trata de una glándula pequeña, la diferencia de peso es compensada de forma fácil por la columna vertebral (que es la encargada de esta compensación). Si la mama es grande, puede constituir un grave problema de salud tanto en huesos como en músculos y causar un dolor persistente.

La necesidad de reconstrucción está determinada por cada paciente y es opcional. En ningún lugar está escrito que sea un procedimiento forzoso en el tratamiento de cáncer de mama. Si tu seguridad y autoestima son sólidas, tendrás una base más firme para tomar esa resolución. Recabar la mayor información sobre ventajas y desventajas, impactos y posibles complicaciones puede ayudarte a tomar tal determinación.

Debe resaltarse que la reconstrucción mamaria es una opción que siempre estará vigente, es decir, puedes optar por no hacerla en este momento y en un futuro cambiar de opinión, sin perder la oportunidad de hacerlo.

Nunca debe considerarse a la reconstrucción mamaria como el remedio para olvidar el hecho de que se tuvo cáncer. Eso requiere un abordaje psicológico muy diferente. A pesar del simbolismo de que las glándulas mamarias son sinónimo de femineidad, no caigas en el juego absurdo de que la apariencia es lo más importante. Siempre haré hincapié en el concepto de que una mujer no es un seno, ni dos. Las características que te hacen mujer están en lo más profundo de tu ser y nadie puede quitártelas, ni siquiera con una cirugía radical. La mayoría de la gente te ama por lo que eres y no por cómo te ves. Nadie, que yo sepa, pide tener una enfermedad como cáncer de mama, así que no te culpes por tenerla ni mucho menos por la pérdida de una mama.

La decisión de reconstruirte debe ser personal y no deben influir tu pareja, amigos, familiares o médicos, pues aceptar la operación para agradar puede tener como consecuencia sentimientos negativos posteriores hacia estas personas. También debes considerar la posibilidad de que haya complicaciones durante los procedimientos reconstructivos y estar preparada ante la eventualidad de que éstas se presenten.

En los casos en los que es necesaria la reconstrucción hay varias opciones.

En muchas pacientes es factible practicar una reconstrucción inmediata, es decir, en la misma cirugía oncológica se realiza la reconstrucción.

En casos específicos debe esperarse un tiempo para reconstruir. Esto se llama reconstrucción tardía. En las pacientes que requieren radioterapia puede preferirse la reconstrucción tardía, porque la radioterapia puede causar deformaciones en el seno reconstruido.

> Es importante que entiendas que en algunos casos la reconstrucción se realizará en dos o tres operaciones.

En cuanto se defina el tipo de cirugía oncológica a realizar, es necesario acudir a consulta con el cirujano plástico para determinar el mejor camino reconstructivo así como el tiempo ideal para comenzar.

Solicita al cirujano plástico que te enseñe fotografías de pacientes reconstruidas para tener una mejor idea de los resultados que puedes esperar. Una mama reconstruida nunca será igual a una natural. No esperes que los resultados sean tales que parezca que no se retiró el seno. Los contornos y el volumen pueden ser muy similares, pero nunca iguales. Después de una reconstrucción, al estar vestida, nadie notará la diferencia, pero cuando te veas desnuda habrá cicatrices y recordatorios permanentes de que tuviste cáncer de mama.

Las opciones actuales para cirugía reconstructiva de mama, ya sea inmediata o tardía, son:

Implantes o prótesis internas

Básicamente son bolsas de un material plástico con forma de glándula mamaria y pueden estar rellenas de agua (solución salina) o silicón. Los más utilizados son los de solución salina. Tras haber quitado el tejido mamario, se coloca el implante por debajo del músculo pectoral mayor, que dará un volumen muy similar al tejido removido. Esta técnica es ideal para pacientes delgadas con senos pequeños. La presencia del implante hace que el músculo pectoral esté soportando una presión que ocasiona un dolor similar al de haber hecho demasiado ejercicio. Con el tiempo, las fibras musculares se adaptan a este cambio y el dolor desaparece. La sensación táctil y la forma semejan mucho al de una glándula mamaria natural. Prácticamente nadie notará, cuando estés vestida, la ausencia de la mama tras la colocación de un implante. El tiempo de recuperación, posterior a la colocación de una prótesis, puede ser ligeramente más largo. La presencia de un material extraño, ajeno al cuerpo, puede condicionar el desarrollo de una infección, en cuyo caso será necesario retirar el implante, detener el proceso infeccioso y más adelante recolocar otro implante. A mediano y largo plazos puede surgir una complicación llamada contractura capsular, consistente en la formación de una cápsula de tejido fibroso alrededor de la prótesis. Esto hace que la consistencia sea dura —en casos extremos incluso como si fuera una piedra—, de manera que ya no se siente como tejido mamario y puede provocar dolor. Esto no representa un problema que ponga en peligro la salud o la vida de ninguna paciente. La decisión de retirar el implante dependerá de la gravedad de los síntomas que genere y la tolerancia de la paciente a los mismos. El hecho de haber sufrido infección o contractura capsular no quiere decir que volverá a surgir, en el futuro, tras colocar otra prótesis, ni se traduce en rechazo del organismo a este material, pero puede optarse por otro tipo de reconstrucción.

Expansores de tejido

Cuando la piel sobrante —tras la mastectomía— no es suficiente para cubrir un implante, se coloca un expansor. Se trata de un globo desinflado que se sitúa debajo del músculo pectoral mayor y que lentamente será rellenado con solución salina mediante una jeringa. El llenado, poco a poco, hace que la piel del tórax se estire. El proceso de expansión lleva algunos meses. Cada visita para inflar el expansor ocasiona distensión también en el músculo pectoral, lo que se traduce en aumento de la presión y por consiguiente dolor, el cual es tolerable. Cuando al fin se logra el objetivo, el se retira expansor por medio de otra cirugía y en su lugar se coloca un implante. Actualmente hay expansores que también funcionan como implantes permanentes, en cuyo caso no es necesario hacer otra operación. Las complicaciones que pueden surgir son exactamente las mismas que en el caso anterior.

Reconstrucción autóloga

Consiste en hacer la reconstrucción mamaria utilizando los propios tejidos de la paciente: piel, tejido graso, músculo y los vasos sanguíneos que los nutren. Son técnicas de reconstrucción altamente sofisticadas que requieren un alto nivel de preparación y experiencia por el cirujano plástico. En general son cirugías que llevan mucho tiempo (hasta ocho horas), por ello deben considerarse los efectos anestésicos prolongados. La recuperación es más tardada porque las heridas quirúrgicas son grandes. Los tipos más comunes de reconstrucción autóloga son:

a) TRAM: Viene de la siglas en inglés de "músculo recto transverso abdominal". Este músculo es el que marca los "cuadritos de lavadero" en el abdomen de gente muy fornida. El músculo, la piel y el tejido graso se levantan —respetando los vasos sanguíneos que los nutren— y se "transplantan" a la región mamaria. Es necesario colocar una malla en el sitio donde se encontraba el músculo para prevenir la formación de hernias abdominales.

b) *Dorsal ancho:* Básicamente es la misma técnica, pero se utiliza el tejido de la espalda, en donde se encuentra este músculo.

c) *Colgajos microvasculares:* Con esta técnica puede utilizarse tejido que se encuentre lejos de la región mamaria, por ejemplo, la región glútea. La diferencia radica en que los vasos que nutren a este tejido se tendrán que "pegar" (el término médico es anastomosis) a los vasos del tórax, utilizando un microscopio e hilos extremadamente delgados. Hay posibilidad de que se formen pequeños coágulos en estos vasos y, por lo tanto, el colgajo se pierda por falta de nutrición. Son muy pocos los cirujanos plásticos que tienen entrenamiento en cirugía microvascular.

La reconstrucción autóloga en cualquiera de sus modalidades tiene la ventaja de que se utilizan los tejidos propios de la paciente, por lo que no existe contractura capsular; sin embargo, los riesgos de infección y sangrado siguen presentes. Los tiempos de recuperación son más prolongados y el dolor postoperatorio es mayor.

Reconstrucción del complejo areola-pezón (CAP)

Lo último que se reconstruye es el CAP. La razón es que debe esperarse a que la mama reconstruida adquiera su forma definitiva para determinar el sitio óptimo para ubicar el nuevo CAP. Esta cirugía es pequeña, incluso puede realizarse con anestesia local. Se utiliza la propia piel de la paciente, que puede provenir de una zona con más pigmentación, como por ejemplo la región inguinal. Los resultados son sorprendentes: los CAP reconstruidos son extremadamente parecidos a los naturales, pero no tienen sensibilidad al tacto y son meramente estéticos. Puede requerirse el uso de tatuajes para lograr el color exacto que se desee. Muchas pacientes deciden no hacerse esta cirugía, ya que lo único que desean es darle volumen y forma a su seno. La decisión es tuya.

Cirugía estética de la otra mama

A veces será necesario hacer alguna cirugía en la mama no enferma con fines estéticos, para mejorar el efecto visual en conjunto. Esto, por lo general, se hace aprovechando el tiempo de alguna de las cirugías programadas para reconstrucción.

Prótesis externas

No son parte de las técnicas reconstructivas de mama. Se trata, como su nombre lo indica, de una prótesis que se coloca entre el sostén y la piel. Confiere forma y volumen a la región mamaria y provee el peso necesario para que no exista un desbalance en la columna vertebral. Las hay de diversas formas, tamaños, pesos y materiales. En general son bastante baratas y cumplen su función estética, aun con trajes de baño.

Las dos grandes áreas de la cirugía plástica son la cirugía estética (o cosmética) y la cirugía reconstructiva. Todos los cirujanos plásticos tienen entrenamiento en ambas áreas; sin embargo, la mayoría no se dedica —en su práctica profesional— a cuestiones reconstructivas. La reconstrucción mamaria plantea retos importantes, por lo que ante la variedad de especialidades que intervienen en el tratamiento del cáncer de mama, es indispensable tener un equipo de cirujanos plásticos que posean gran experiencia en aspectos reconstructivos. El mejor resultado se logrará cuando se apliquen las técnicas adecuadas, por el especialista apropiado, en las pacientes adecuadas. No cualquier cirujano plástico puede resolver estos casos.

La mayoría de los cirujanos oncólogos tenemos el apoyo de cirujanos plásticos experimentados que pueden mejorar grandemente los resultados estéticos finales de las pacientes que a causa del cáncer de mama perdieron un seno. Debe haber estrecha comunicación entre el oncólogo, el cirujano plástico y el anestesiólogo en la planeación y operación quirúrgica.

Lo ideal es no requerir de ninguna reconstrucción, para lo cual es importantísimo que desarrolles una rutina de detección temprana.

Psicoterapia, ¿es necesaria?

14

La respuesta es sencilla: sí en todos los casos. Ya hablé ampliamente de los cambios, principalmente psicológicos, que se dan en la mayoría de personas que padece cáncer de mama. Estos cambios suelen ser temporales y casi todas las pacientes salen adelante sin necesidad de una *psicoterapia profesional.* Sin embargo, no conozco a ninguna que no requiera apoyo psicológico, ya sea del equipo médico, de un amigo o familiar, de su pareja, de sus hijos, de algún grupo de apoyo o de compañeros de trabajo. La carga emocional que rodea a esta enfermedad es grande. Los mitos, creencias, mentiras y la opinión "experta" de todos los que te rodean influyen en la forma en que enfrentas la enfermedad. Tu vida se modificará en todos los aspectos. Hablemos de esos cambios.

a) Personal: El equilibrio en tu persona está amenazado. Seguramente tienes proyectos que ahora serán truncados. Tu cuerpo sufrirá algunos cambios, mayores o menores, y tu mente te llevará a los escenarios más caóticos y fatalistas. Tus prioridades cambiarán de manera tan repentina, que no te dará tiempo para adaptarte. De pronto estarás sumergida a la fuerza en un mundo que desconoces y en el que no quieres estar. Tienes miedo y te niegas a aceptar esta realidad. Nadie puede responder la pregunta más importante que te surge: ¿Qué pasará? La desesperación puede alcanzar niveles muy elevados. Estás iniciando un proceso desconocido y te sientes indefensa. Conocerás a mucha gente extraña (médicos, enfermeras, técnicos) de los cuales dependerás grandemente en el futuro cercano. Las repercusiones psicológicas y emocionales pueden ser grandes.

b) *Familiar:* Los miembros cercanos de tu familia experimentarán, en mayor o menor medida, los mismos desajustes que tú. Las vidas de ellos también se modificarán. La comunicación puede tornarse difícil por miedo a lastimarse mutuamente. Experimentarán dolor por partida doble: verte sufrir por la enfermedad y la angustia propia.

c) *Pareja:* La relación tomará otra dirección. Habrá algunos cambios en tu rutina. La intimidad puede resultar afectada para ambas partes debido a miedos o inseguridades. Idealmente requieres de la participación de ella en la toma de decisiones. El temor a perder a esa persona puede ser constante. Puedes caer tanto en la sobreprotección como en el abandono.

d) *Laboral:* El cambio en las prioridades puede afectar tu trabajo y a tus compañeros. En algunos casos tendrás que ausentarte, aumentando la carga de trabajo para los demás. Tendrás que relegar algunas responsabilidades. Puedes tener dificultad para concentrarte. Tu rendimiento puede disminuir temporalmente.

e) *Económico:* No importa si te atiendes en una institución pública o en un hospital privado, si tienes un seguro que cubra los gastos o si éstos saldrán directamente de tu bolsillo, en mayor o menor grado habrá un impacto en tu economía, ya sea que seas independiente o dependas de alguien. Habrá algunos gastos imprevistos que deberás realizar. Si tu economía no depende de un sueldo mensual, las faltas a tus labores repercutirán directamente.

f) *Social:* Las reacciones de la gente pueden ser variadas, desde comprensión y apoyo hasta lástima. Habrá quienes se alejen de ti o cambien su actitud, básicamente por ignorancia. Te sentirás etiquetada con una sentencia "mortal".

Lo más importante de todo: la única persona a la que tendrás que enfrentarte día a día eres tú. La manera en que manejes estas situaciones y emociones se reflejará directamente en tu relación con los demás, así como el éxito que obtengas al sortear las circunstancias que aparezcan. Por lo tanto, es válido que haya momentos de enojo, frustración, desesperación, angustia y miedo, pero con el único fin de retomar fuerzas para salir adelante.

> No sientas lástima por ti misma ni caigas en sentimientos de conmiseración.

La lástima genera lástima. Nadie quiere despertar ese sentimiento. Entonces, lo primero y más importante en el manejo psicológico de la enfermedad es que te hagas responsable, tanto de tus sentimientos y emociones como de tus actitudes y juicios. Nadie quiere ver a una "súper mujer" capaz de enfrentar con entereza cualquier obstáculo, eso es imposible, pero tampoco quieren a una mujer víctima y con actitud de derrota. Imagina que vas a empezar a jugar un partido de futbol, en el que eres la capitana del equipo que estará formado por tus familiares, amigos, personal médico, etcétera. Todos queremos una líder fuerte que nos guíe hacia la victoria. El equipo funcionará como un apoyo constante, pero si tienes una actitud de derrota, lo más seguro es que perdamos el partido. Para lograr esta seguridad y confianza es indispensable que cuentes con toda la información necesaria y que puedas transmitirla al equipo. De esta manera todos sabrán a qué se están enfrentando. Conocer al enemigo representa la mitad de la victoria. En segundo lugar, debes implementar estrategias de autoayuda, que quizá sean la parte más importante de toda la psicoterapia. Enseguida te daré algunos consejos respecto a estas estrategias:

a) *Relajación:* Cuando tu cuerpo y principalmente tu mente alcanzan el estado de relajación, se elimina la tensión. Es mucho más fácil ser objetivo tanto en analizar la información como en la toma de decisiones cuando no hay factores de estrés. Pensarás que es extremadamente difícil lograr relajarte con semejante problema encima, pero créeme, es posible. Existen diversos métodos para alcanzar este estado, como el yoga. No es necesario gastar dinero para tener acceso a clases de esa disciplina: hay grupos de apoyo que incluyen estas terapias como parte de su programa. Existen otros métodos para la relajación, utiliza el que más te acomode.
b) *Relación médico-paciente:* Establecer una relación de confianza con el equipo médico te dará muchas armas para combatir el cáncer. Contribuye de manera importante a tu ajuste y adaptación a la enfermedad. Poder expresar tus preocupaciones, dudas y miedos sin temor a ser juzgada permitirá que esos sentimientos los trabajes de forma más eficiente. Es importante que te sientas cómoda con

la gente que manejará tus tratamientos. Recuerda que si bien ellos no han padecido la enfermedad, tienen mucha experiencia vivencial de cómo otros pacientes han enfrentado el problema. No temas revelar tus sentimientos. Una relación sana con tus médicos, enfermeras y técnicos hará más llevadero tu tratamiento. Asegúrate de tener un medio de comunicación constante, como teléfonos o correo electrónico, de manera que ante situaciones de emergencia —física o emocional— puedas contactarlos. Hay que ser prudentes en este aspecto, recuerda que ellos también tienen una vida y no se encuentran a tu entera disposición y servicio.

c) *Actitud:* El optimismo por sí solo no derrotará al cáncer, pero usado en conjunto con los tratamientos adecuados puede hacer que tu experiencia sea más enriquecedora y menos penosa. No olvides reír frecuentemente, encuentra la manera de ver el lado positivo y gracioso de las circunstancias. Las sustancias que se producen en el organismo al reír disminuyen de manera importante el dolor y mejoran signficativamente los momentos difíciles. Trata de mantenerte enfocada en las cosas buenas de la vida y será más fácil mantener la esperanza. Disfruta de los momentos que te dan placer, como observar un atardecer o pasar tiempo de calidad con tus hijos, pareja y familia. Genera pensamientos positivos ante las adversidades más grandes; para fines prácticos te cuesta el mismo esfuerzo generar pensamientos positivos que negativos. Elimina la culpa de tus pensamientos. Ni tú ni nadie es culpable de esta enfermedad, así que no busques responsables. No voltees al pasado, perdiendo tu tiempo en averiguar qué pudiste haber hecho diferente. Mejor mira hacia el futuro e imagina cosas buenas en él: tus metas, tus sueños y otras prioridades que aún tienes por hacer. Al realizar esto pondrás un cimiento fuerte para que se cumplan. No seas tu peor enemiga, piensa en los éxitos y no en los fracasos al ir recorriendo los pasos del tratamiento. Recompénsate con los pequeños y grandes logros que consigas (esto no significa que tengas que sobregirar la tarjeta de crédito con compras innecesarias, a manera de premio). Siempre mantén una actitud responsable, la recompensa de esto es gigantesca. No todo lo que vendrá con el cáncer de mama es malo, hay cosas maravillosas que llevan a un crecimiento emocional y permiten darle importancia a las cosas que realmente la tienen.

d) *Dedica tiempo a tu persona:* Pasa algún tiempo contigo misma y reflexiona objetivamente sobre las cosas que están pasando. Pon atención a las señales de tu cuerpo y mente; si estás cansada, duerme una siesta. Cuida tu alimentación, tu cuerpo lo agradecerá. No consumas alimentos que perjudiquen tu organismo. El secreto radica en el balance. Realiza una actividad física diariamente, aunque sea tan sólo una caminata de veinte minutos. Procura no estar desocupada, entrégate a tus actividades cotidianas y busca espacios para hacer las actividades que siempre quisiste realizar, como tomar clases de baile. Esto ayudará a que tu mente se encuentre entretenida en cosas distintas que generar pensamientos negativos. Además, todas las actividades harán que en las noches estés cansada y duermas mejor. La adecuada alimentación, el descanso necesario y una mente ocupada te reportarán grandes beneficios.

e) *Cultiva tu espiritualidad:* Haz una lista de objetivos que son verdaderamente importantes en tu vida. Analízala. Te darás cuenta de que la mayoría de éstos no tiene que ver con prestigio, poder ni dinero. Rodéate de personas que aporten valor a tu vida, las demás no son importantes. Dedica un tiempo pequeño todos los días para agradecer lo que tienes y deja de lamentarte por lo que no posees; los sentimientos de gratitud generan un gran bienestar interno. Si tienes alguna fe, apégate a ella, no es necesario que esté relacionada con determinada religión. Hay personas que convierten, por ejemplo, a un grupo de apoyo en su fe. Saca lo mejor de ti y dedícate al servicio para con los demás. Las recompensas de servir a otros son enormes y te dejarán un sabor de satisfacción permanente. Además, te darás cuenta de lo útil que puedes ser para quienes te rodean.

Al lograr una estabilidad emocional cambiarás las impresiones y actitudes de quienes te rodean para contigo y estarás lista para dar el siguiente paso en el manejo emocional de la enfermedad: el apoyo mutuo con los más cercanos.

Cuando tengas un conocimiento adecuado de la enfermedad y hayas iniciado tu manejo emocional, estarás lista para hablar abiertamente del problema con cualquiera. Tu círculo más cerrado es tu familia, así que es necesario que cada miembro tenga un espacio y un tiempo para hablar de sus preocupaciones. No evites usar el término cáncer, siéntete cómoda al pronunciarlo y habla de la enfermedad. Dependiendo de la apertura que tengas con respecto al tema, tus seres queridos bajarán sus defensas y la comunicación fluirá de manera natural. Esconder una realidad no hace que desaparezca. Cultiva en ti y en tu familia una forma de comunicación abierta, sincera y honesta, principalmente con tu pareja e hijos. Los problemas se solucionarán de una manera más eficiente si empleas este método. Recuerda que ellos también necesitan apoyo emocional, porque la están pasando mal y necesitan saber que tú estás bien. Por lo tanto, establece un sistema de apoyo en el que cada quien cuente con un espacio y tiempo. Por otra parte, saber que tú también puedes ser un punto de equilibrio, mejorará tu autoestima y te fortalecerá para seguir adelante.

Conforme pase el tiempo notarás que puedes hablar más libremente con otras personas, ajenas a tu círculo familiar. El número de personas que incluyas en este medio será determinado sólo por ti. En realidad, muy poca gente necesita saber el camino que estás recorriendo. Prepárate ante cualquier comentario o actitud negativa y debes tener claro que están basados en la ignorancia. No califiques a las personas por un evento aislado, mejor instrúyelos y sácalos del terrible oscurantismo en el que viven. El conocimiento que posees actualmente es infinitamente mayor al de ellos, que solamente está basado en creencias y mitos. No te alarmes si alguien querido se aleja de ti, se está protegiendo porque cree que vas a morir y no sabe cómo manejarlo. Mantén tus relaciones personales como si nada hubiera pasado, no permitas que la gente trate este tema como algo prohibido, muestra tu apertura y conocimiento, quizá generes la confianza necesaria para que ellos expresen sus dudas y abandonen la caverna de tinieblas en que habitan.

A pesar de ser tentador, no manipules la enfermedad a tu favor, obteniendo ganancias personales. Es decir, no abuses de la ignorancia de la gente, por ejemplo, para conseguir más días de incapacidad en el trabajo o para deslindarte de tus responsabilidades. Esto es extremadamente atractivo, pero es un juego que tarde o temprano detendrá tu crecimiento y las consecuencias pueden ser muy desagradables. Habrá momentos en los que no podrás encargarte de tus asuntos cotidianos, pero serán pocos. Informa con tiempo a los involucrados para que puedan organizarse y apoyarte.

Intégrate a un grupo de apoyo. Ahí conocerás a mucha gente que piensa, siente y vive lo mismo que tú. No son lugares en donde todos se toman de las manos y pretenden creer que no pasó nada. Al contrario, son sitios en donde se tocan las más profundas emociones y sentimientos y se ataca el problema desde su raíz. Puedes encontrar muchísima fortaleza al compartir tus experiencias. También puedes recibir consejos que nadie podrá darte y que serán extremadamente útiles. Contar con un espacio abierto en el que nadie te criticará o juzgará, un ambiente controlado en el que casi todos están informados de sus enfermedades puede resultar muy alentador, tal vez se convierta en tu "hora de recreo" semanal. Si consideras que no necesitas acudir a un grupo, acaso estés pasando por alto el hecho de que quizá haya alguien que requiera tu apoyo y logres hacer alguna diferencia en su vida.

No olvides que esto es un sistema de doble sentido, en el que algunas veces tu participación es más importante como apoyadora que como apoyada. Recuerda los momentos en los que te sentías desamparada y hubieras deseado que alguien extendiera su mano para protegerte. Si has logrado una estabilidad, hoy puedes representar esa mano salvadora, suave y tierna que alguien necesita para salir adelante. Hay incluso gente que encuentra en estos grupos su vocación de servicio y lleva años asistiendo, a pesar de haber sobrevivido a la enfermedad.

Hay quienes no son capaces de vencer los retos psicológicos que plantea el cáncer de mama. Cuando los sentimientos no evolucionan y se estancan, puede caerse en problemas como depresión, que requieren de ayuda profesional: psiquiatras o psicólogos, de preferencia que tengan experiencia en el tema.

Algunas pacientes fingen estar bien porque creen que lo contrario es signo de debilidad. Es importante que analices si de verdad es así. Esto aplica para pacientes y familiares. No hay ninguna culpa ni debilidad en ser una persona que necesita apoyo psicológico profesional.

Existen varias corrientes psicológicas, desde las más sencillas hasta las más complejas. En mi opinión, y corriendo el riesgo de emitir un concepto equivocado, la terapia Gestáltica resulta ser extremadamente efectiva. Consiste en enfocarse directamente en el problema sin tomar en cuenta otros factores que afectan al individuo. Se basa en experiencias o vivencias recreadas que permiten el libre flujo de pensamientos. Con esto se identifican las causas del problema y se enfrentan para resolverlas. Son, por lo general, terapias de corta duración.

En raras ocasiones, es necesario el uso de psicoterapia junto con medicamentos que favorezcan la recuperación emocional del paciente. Los más usados son los antidepresivos y resulta infrecuente el uso prolongado de ellos.

Algunos años en la práctica de la oncología me permiten afirmar que la mayoría de los pacientes con cáncer de mama aprenden el manejo adecuado de los aspectos psicológicos, en muchas ocasiones de forma más eficiente y rápida que sus familiares. Todos tenemos particularidades que nos hacen únicos y funcionamos mejor ante ciertas circunstancias en las que nos consideramos fuertes. El hecho de necesitar apoyo emocional no nos convierte en fenómenos extraordinarios dignos de pertenecer a un zoológico. Cada quien requiere y utiliza las herramientas más apropiadas ante la adversidad.

Fisioterapia y rehabilitación, ¿para quién?

15

Lic. T. F. Isabelle Aloi-Timeus Salvato
Licenciada en fisioterapia

LAS PRIORIDADES EN LA MEDICINA MODERNA, en todas sus áreas, son tres: preservar la vida, conservar la función y procurar la estética. La primera resulta bastante obvia. Las otras dos están enfocadas directamente en la calidad de vida del paciente. Ya se abordaron en este libro la cirugía plástica y las técnicas que se utilizan en cáncer de mama para mejorar la estética. Ahora toca el turno de las herramientas que se utilizan para preservar la función adecuada de ciertas partes del cuerpo durante y después de los tratamientos de cáncer de mama. En conjunto, éstas reciben el nombre de fisioterapia o terapia física y de rehabilitación.

Fisioterapia significa "terapia de funcionamiento"; su objetivo es recuperar la función de las partes del cuerpo que han sido alteradas por diversas causas. Los encargados de esta tarea son los fisioterapeutas. Ellos no son médicos: estudian una licenciatura llamada Fisioterapia y Rehabilitación, y la fisioterapia en cáncer de mama es ya una especialidad en México y en el mundo. Esta disciplina existe desde que el ser humano apareció en el planeta, aunque tuvo formas rudimentarias, claro está. En tiempos recientes ha adquirido una gran importancia porque nos hemos dado cuenta de la trascendencia que reviste el adecuado funcionamiento del individuo en la sociedad y la satisfacción de éste ante los tratamientos recibidos.

Una parte del cuerpo que no cumple la función para la cual está diseñada o la realiza parcialmente puede ocasionar muchos problemas. Por medio de fisioterapia y rehabilitación puede lograrse que tales partes del cuerpo recuperen su función. Durante años la curación en un paciente con cáncer de mama representaba el único éxito contemplado, pero ¿y la calidad de vida de esos pacientes? Muchos de ellos sobrevivían pero su cuerpo presentaba disfunciones, dolores y complicaciones que eran insoportables. También toma en cuenta que con anterioridad los tratamientos eran mucho más agresivos. Hoy en día no sólo los tratamientos son menos dañinos, sino que le damos mucha importancia a la calidad de vida.

Te preguntarás: ¿aparte del seno, que órgano se daña en cáncer de mama? Realmente las implicaciones físicas del tratamiento para cáncer de mama van mucho más allá de las mamas. No te angusties. Esto suena como una nueva sorpresa desagradable, pero no es así.

Cuando un paciente es operado, independientemente de la región anatómica y tipo de cirugía, se genera un desbalance, pequeño o grande, en el equilibrio del organismo. La glándula mamaria no es la excepción. Ya sea que se trate de una cirugía conservadora en cualquiera de sus modalidades o de una operación radical, habrá algunos cambios que en ocasiones requieren fisioterapia. Las regiones del pecho y de la axila son fundamentales para el adecuado funcionamiento del hombro y el brazo.

Existen dos consideraciones importantes a tomar en cuenta:

- Recuerda las funciones del sistema linfático y que independientemente de su papel inmune o de

defensa, también se encarga de recolectar los desechos de las células y transportarlos en un líquido llamado *linfa,* haciendo relevos temporales en los ganglios. Pues bien, la axila recoge la linfa tanto de la mama como del pecho, así como de la parte alta de la espalda y del brazo. Al retirar los ganglios axilares, la región de la espalda cercana al hombro y la zona del pecho donde se encontraba la mama pueden utilizar otras vías secundarias de drenaje linfático; es decir, tienen caminos alternos. El brazo, por el contrario, sólo cuenta con la vía axilar para el drenaje linfático. Debido a esto puede surgir una complicación llamada *linfedema,* que es mucho más frecuente en el brazo, pero que también puede presentarse en el pecho o la espalda alta. El linfedema puede también ser consecuencia de la radioterapia.
- Todos los nervios del brazo pasan por la axila, que es un espacio relativamente pequeño. Al realizar cualquier tipo de cirugía en la región axilar, existe algún grado de inflamación que hace que el movimiento del hombro y el brazo se vean limitados, además de ocasionar dolor.

Tu cirujano oncólogo debería advertirte el peligro de que surjan estas alteraciones. Las limitaciones en el movimiento y el dolor del brazo no requieren mayor explicación, pero el linfedema es un tema importante, así como los tratamientos que pueden utilizarse en caso de presentarse.

Linfedema

Es un aumento de volumen o hinchazón en el brazo, pecho o espalda del lado operado, debido a que el líquido linfático (linfa) ya no puede pasar por los ganglios que fueron quitados en la cirugía, por lo que toma conductos mucho más pequeños que se saturan si se produce mucha linfa en esa zona, acumulándose en los tejidos (pecho, espalda y brazo). Esto puede volverse un problema de grandes proporciones si no se le pone remedio.

No todas las pacientes tienen linfedema. Lo importante es saber que para no producir mucha linfa, no debemos sobrecargar de sangre esa zona y por eso debemos tener ciertos cuidados:

- No aplicar calor en la zona afectada.
- Evitar esfuerzos (cargar o empujar con el brazo objetos con más de dos kilos).
- Evitar heridas, quemaduras y picaduras de insectos.
- No dormir sobre el brazo afectado.
- No utilizar joyas ni reloj en el brazo afectado.
- Mantener el peso ideal.
- No medir la presión arterial en el brazo afectado.
- No extraer sangre del brazo afectado.
- No realizar tratamientos de acupuntura en la región afectada.
- No realizar cualquier masaje en pecho, espalda y brazo del lado afectado.
- No utilizar diuréticos, salvo indicación médica estricta.
- Si tu brazo crece en volumen rápidamente, cambia de color o aumenta su temperatura, debes informar a tu oncólogo de inmediato.

Para más información puedes entrar a la página de la Asociación Linfática de México A. C.: *www.linfedema.com.mx*

El linfedema puede iniciar desde el primer día de la cirugía hasta varios años después, así que la paciente deberá cuidar desde el primer momento el brazo, el pecho y la espalda del lado operado. Repito: puede iniciar o agravarse también por radioterapia. Una vez que el linfedema inicia, no puede ser curado, sólo controlarse; así que es muy importante *prevenirlo.* Es muy poca la importancia que se da al manejo preventivo del linfedema, pero es de las cosas más trascendentes con respecto al manejo integral del cáncer de mama. En todos los casos, por lo tanto, es indispensable solicitar la valoración por un fisioterapeuta especialista en cáncer de mama, después de la cirugía.

Tanto la prevención como el tratamiento de esta afección se basan en ejercicios y en el uso de una "manga", que es una media elástica compresiva especial para el brazo, cuyo uso es indispensable para prevenir el linfedema. Debe emplearse antes de que el brazo se hinche, en la semana posterior a la operación, al hacer todos los ejercicios de la vida cotidiana: caminar, tejer, usar la computadora, cuidar niños, cocinar, etcétera. Existen diferentes marcas, modelos, medidas y compresiones. Por eso es importante ir a una consulta de valoración con un fisioterapeuta especializado para saber qué "manga" es la más adecuada para ti. Con los cuidados y el uso de la "manga" correcta hay muchas probabilidades de éxito en cuanto a la prevención del linfedema.

Si ya surgió el linfedema, será necesario aplicar una terapia especializada antes de usar la "manga". Si es tu caso, no compres ninguna "manga" ni tomes ningún tratamiento que no sea recomendado por un terapeuta especializado.

Hay dos tipos de fisioterapia para prevenir el linfedema y la rehabilitación del hombro / brazo. Éstas dependen del número de ganglios removidos. Explicaré cada una para que tú sepas qué hacer. Primero, es muy importante conocer cuántos ganglios te retiraron, para decidir la terapia correcta.

I. Pacientes a quien sólo se les quitó el ganglio centinela

Estas pacientes no tienen que observar un cuidado especial respecto al linfedema. Sólo requieren terapias sencillas encaminadas a restablecer el movimiento del hombro y del brazo, las cuales se describen más adelante. Sólo deben hacer los ejercicios descritos en las primeras dos etapas.

II. Pacientes a quienes se les quitaron más ganglios (disección radical de axila)

Estas pacientes necesitan cuidados muy importantes, ya que al quitar los ganglios puede en algún momento empezar a hincharse el brazo o la parte lateral y alta del tronco (tórax) cerca del hombro. Esta hinchazón es consecuencia directa del linfedema.

Lo mejor es que estas pacientes sean valoradas por un fisioterapeuta especializado en linfedema después de la operación, para diseñar sus ejercicios, que dependen de la edad y actividades diarias. Puedes ponerte en contacto con la Asociación Linfática de México A. C., para que te recomienden a un terapeuta especializado. Además, los grandes hospitales públicos y privados poseen un departamento de fisioterapia y rehabilitación.

Ejercicios

Los ejercicios tienen como objetivo prevenir el linfedema y, al mismo tiempo, restablecer la movilidad del brazo y hombro. Las primeras semanas después de la operación son fundamentales para la recuperación de la paciente. La manera más rápida para recobrar el movimiento del brazo es hacer los ejercicios en el orden que se describen a continuación. Si realizas los ejercicios al pie de la letra, recuperarás la movilidad del brazo y hombro al ciento por ciento y no tendrás dolor.

Primera etapa

Inicia en el hospital, dos días después de la operación. En ese momento vas a experimentar dolor, pero sobre todo mucho miedo de mover el brazo. Es importante que siempre hagas diez respiraciones profundas, muy lentamente: mete el aire por la nariz y sácalo por la boca antes de empezar los ejercicios. Esto te relajará. En esta etapa, que más o menos dura dos días, debes hacer los ejercicios tres veces al día, con diez repeticiones de cada uno en cada ocasión.

- Mueve la cabeza hacia adelante y atrás lentamente.
- Después de un lado a otro, también lentamente.
- Sube y baja los hombros.
- Haz círculos con los hombros hacia adelante y hacia atrás.
- Empuja los hombros hacia atrás y hacia adelante.

Segunda etapa

Inicia cuando regresas a casa. Es mucho mejor, más no indispensable, que alguien te ayude en la realización de estos ejercicios; son más efectivos y mucho menos dolorosos si te acuestas boca arriba y alguien te auxilia para realizar el movimiento; al estar relajados, los músculos se estiran más fácilmente. También en esta etapa debes hacer los ejercicios tres veces al día con diez repeticiones cada uno en cada ocasión. Recuerda: debes estar acostada.

Iniciando con el brazo del lado operado estirado sobre el costado del cuerpo, tómalo y elévalo hacia enfrente (como si quisieras tocar el techo) hasta que sientas dolor; respira y súbelo un poco más. Después regresa a la posición inicial.

Nuevamente, partiendo desde el costado del cuerpo, toma el brazo estirado y ábrelo, despegándolo de tu cuerpo lateralmente hacia la cabeza (como el movimiento de las alas de un pájaro); detente en el momento en que sientas dolor; respira y sube un poco más. Regresa a la posición inicial.

Después que el brazo pueda abrirse completamente (con el ejercicio anterior), gira únicamente el hombro de atrás hacia adelante, sin mover el brazo. Lo mejor es que sea con ayuda para tener el brazo muy relajado.

Tercera etapa

Necesitarás ejercicios específicos, planeados de manera individual, según la posibilidad física de cada paciente, con el fin de mantener en buen funcionamiento el sistema linfático. En esta etapa se supone que ya logras mover el brazo sin ayuda y sin diferencias respecto al otro brazo. Es de suponerse que puedes hacer todos los ejercicios que quieras: fortalecer grupos musculares, ir al gimnasio y hacer tu vida normal, siempre y cuando consultes y tengas autorización del fisioterapeuta.

La supervivencia prolongada de pacientes con cáncer ha obligado al desarrollo de técnicas de rehabilitación adecuadas, necesarias para lograr una calidad de vida óptima. Por ello es importante que te respalde un equipo profesional, para que puedas llevar una vida igual a la que tenías antes de la operación. Para tal efecto debes pedirle a tu oncólogo y a tu fisioterapeuta lo siguiente:

Responsabilidad del oncólogo

- Advertir a la paciente del riesgo de linfedema antes de hacer la cirugía.
- Avisar de las limitaciones en los movimientos de hombro y brazo que puedan surgir.
- Enviar a la paciente a terapia física especializada inmediatamente después de la cirugía.

Responsabilidad del fisioterapeuta

- Iniciar el tratamiento inmediatamente después de la cirugía para reducir la duración de la terapia.
- Hacer seguimiento cercano de la paciente.
- Dar entrenamiento para el autocuidado.

Con esta información y conocimiento podrás cuidarte y evitar terapias o tratamientos inadecuados. Recuerda que curar al paciente del cáncer de mama y salvar la vida es apenas el inicio. La responsabilidad para ofrecerte una buena calidad de vida inicia desde el día que se diagnostica la enfermedad, al informarte oportunamente de los cuidados y tratamientos existentes para la prevención y el control del linfedema y para la rehabilitación física del área operada.

¿QUÉ HAY CON RESPECTO A **LA MEDICINA ALTERNATIVA?**

EL SER HUMANO siempre ha tenido necesidad de darle explicación a los eventos que lo influyen, desde el día y la noche hasta la enfermedad y la muerte. Desde la antigüedad nos ha preocupado la enfermedad y desde entonces había la figura del "sanador", que recibió distintos nombres según la región, por ejemplo: *chamanes* o *wagangas.* Todas las corrientes médicas que existen en la actualidad partieron de un mismo punto: intentar explicar las dolencias humanas y ponerles remedio.

En épocas relativamente recientes (Grecia antigua alrededor del año 460 a. C.) se acuñó el término *médico:* aquel que se encarga de mantener o recuperar la salud. En aquel entonces se trataba de un oficio. La cirugía no estaba considerada parte de la medicina. Los primeros cirujanos eran barberos, quienes entre sus servicios ofrecían la práctica de cirugías; eran mal vistos y considerados "bárbaros". En la Edad Media, con la creación de las universidades, se dividieron las áreas del conocimiento y se creó la carrera de medicina, en la que desde entonces y hasta la fecha se aplica un modelo de enseñanza científica de educación.

El término *doctor* nació en algún momento del siglo XIX para describir a aquellos individuos que en la educación universitaria adquirían mayor comprensión en ciertas áreas que el resto de sus semejantes, digamos para distinguirlos con un grado mayor de conocimiento, no siendo exclusivo el término para la medicina. En otras palabras, hay doctores en diferentes áreas: derecho, finanzas, letras, etcétera. La carrera de médico ha sido tradicionalmente más larga que otras profesiones universitarias. Por esta razón y por la extensa cultura que acompañaba a los médicos de esa época se les empezó a llamar *doctores.* Popularmente, a nivel mundial, a los médicos se les sigue llamando *doctores.*

Hay distintas corrientes médicas, pero podemos clasificarlas en dos grandes grupos: la convencional o científica y la alternativa.

La corriente de la medicina convencional que practicamos los médicos en la actualidad ha evolucionado durante siglos. Nació y ha crecido a partir de distintas influencias, como la herbolaria. Utiliza el método científico, es decir, se basa en la observación de fenómenos y busca la manera de influir sobre ellos y sirve para que cualquier persona pueda obtener los mismos resultados al emplear las mismas técnicas. Se consolida porque su cimiento es la evidencia científica, escrita en artículos médicos científicos que se publican con el fin de dar a conocer nuevos conocimientos y desechar aquellos que ya no están vigentes. Los cambios que pueden generarse respecto al conocimiento de alguna enfermedad son vertiginosos, de tal manera que lo que era cierto ayer, ya no lo es hoy. Se ayuda de tecnología que puede llegar a ser altamente compleja y especializada. Por lo tanto, podemos concluir que se trata de una medicina muy objetiva, que demuestra con evidencias científicas las bases que la soportan. A la medicina convencional pertenece la práctica de médicos especialistas en las diferentes áreas que participan en el manejo de la paciente con cáncer de mama y que hemos descrito en este libro.

Por otro lado, las otras corrientes médicas que en conjunto reciben el nombre de *medicina alternativa* son, en general, las corrientes de salud que no se enseñaban en las antiguas universidades, pero que continuaron transmitiéndose verbalmente de generación en generación. Recientemente han surgido otras corrientes de medicina alternativa tan ancestrales como la herbolaria, la acupuntura o el ayurveda. Hoy en día, muchas de ellas se enseñan formalmente en universidades; es más, hay médicos que estudian la carrera de medicina y después enfocan sus estudios y prácticas en ramas de la medicina alternativa. Muchos centros hospitalarios internacionales de prestigio están abriendo departamentos de medicina alternativa. Me parece que en el futuro cercano veremos la integración de todas aquellas corrientes médicas que se evidencien como útiles para brindar mayor beneficio a los pacientes.

A continuación te explicaré algunos aspectos interesantes de las ramas más populares de la medicina alternativa.

Herbolaria

Es la medicina más antigua y probada del mundo. También llamada *fitoterapia.* Se basa en el uso de plantas medicinales y sus extractos con lo que se obtienen infusiones o ungüentos para ingerir o aplicar directamente en el cuerpo. Día a día se suman importantes investigaciones clínicas en instituciones prestigiosas sobre la herbolaria y se descubren o confirman numerosos efectos benéficos.

El uso de plantas como recurso terapéutico natural se remonta a tiempos muy lejanos. Por ejemplo, las culturas prehispánicas de México poseían un gran conocimiento de los efectos farmacológicos de las plantas. Además, no sólo eran su principal fuente médica y alimentaria, sino también la base de sus conceptos religiosos, mitos, de los significados simbólicos de las cosas y parte fundamental de sus ritos.

Hoy en día la ciencia ha confirmado la presencia de sustancias químicas naturales con acciones farmacológicas diversas en las plantas, denominadas *principios biológicos activos*, que constituyen los ingredientes primarios utilizados por laboratorios farmacéuticos para desarrollar fórmulas comerciales de medicamentos. Aproximadamente la tercera parte de todos los medicamentos disponibles en la actualidad provienen de plantas medicinales. Cuando son utilizadas en su forma natural, sin procesos industriales, son llamadas *fitofármacos.*

Todos los mexicanos hemos recurrido alguna vez a este tipo de terapias. ¿Quién no se ha tomado un té de manzanilla cuando ha tenido dolor abdominal? Independientemente de la investigación promovida por casas farmacéuticas nacionales y extranjeras, la herbolaria representa una parte muy importante de la cultura de México. Basta con ir al mercado Sonora, en la capital mexicana, para darse cuenta de la increíble variedad de productos que ofrecen "curas milagrosas" para diversos padecimientos.

El uso de la herbolaria en México es una costumbre muy arraigada y hay una gran cantidad de productos que prometen "curar" el cáncer de mama. Hasta la fecha no hay estudios científicos que demuestren la existencia de plantas medicinales con un efecto real y prolongado para el tratamiento de esta enfermedad.

Ante la tendencia mundial hacia la ecología, actualmente hay dos palabras que atraen la atención de los consumidores en México y en el mundo: *natural y orgánico.* Cuando en la etiqueta o en los anuncios promocionales de ciertos productos leemos cualquiera de estas dos palabras, asumimos que no hay manera de que sean perjudiciales para la salud; es más, estamos seguros de que representan bienestar para nuestro organismo. No tengo claro en qué momento se filtraron estas dos palabras en nuestro vocabulario como sinónimos de inocuidad (que no causa daño). Hay gente que consume, por ejemplo, *gingko biloba,* el cual contiene unas sustancias llamadas *flavonoides,* que tienen una potente acción anticoagulante y pueden ocasionar sangrados espontáneos en diversas partes del cuerpo. Así, podemos decir que la mariguana es una planta "natural" y puede cultivarse de manera "orgánica". Ejemplos sobran de los efectos adversos y potencialmente letales de productos "naturales" y "orgánicos". Hay que ser muy cautelosos en la compra y utilización de estos productos porque pueden, en ciertos casos, ser más perjudiciales que benéficos.

Acupuntura

De todas las terapias alternativas, la acupuntura es quizá la más aceptada. Se trata de una de las más antiguas contribuciones de la medicina tradicional china, aunque existen variantes de otros países asiáticos, como Japón y Corea. Su origen está muy relacionado con el taoísmo, que es una filosofía que tiene una concepción muy positiva de la naturaleza, dejando que el hombre viva en armonía con ella, meditando sobre el constante movimiento del universo, de la vida y de la muerte, de lo material y de lo inmaterial. Los chinos conciben el mundo como un todo que se relaciona entre sí, al igual que el cuerpo humano, cuyos órganos y entrañas no funcionan aislados.

La acupuntura consiste en la colocación y manipulación de agujas en la piel en diferentes partes del cuerpo, llamados *puntos acupunturales.* En ocasiones se acompaña de calor o pequeñas corrientes eléctricas. El fundamento reside en estimular zonas que restablezcan el adecuado flujo de energía en tres niveles: superficial, medio y profundo. La energía fluye en el cuerpo a través de meridianos o canales que funcionan como vías de comunicación. Tenemos 361 puntos acupunturales dentro de los 14 meridianos. Por lo tanto, las agujas son insertadas en puntos específicos, con base en el órgano afectado por alguna enfermedad y el desequilibrio energético resultante.

Según sus practicantes, la acupuntura es la terapia más apropiada para combatir muchos padecimientos, básicamente de origen osteomuscular. Resulta importante destacar su uso como analgésico, incluso para reducir el dolor en procedimientos quirúrgicos. Esto se debe a que las agujas favorecen la liberación de endorfinas, que son los analgésicos naturales que produce nuestro cuerpo.

Desde 1979, la Organización Mundial de la Salud (OMS) reconoció a la acupuntura como un método eficaz para combatir al menos setenta enfermedades y desórdenes, cantidad que se ha ampliado gracias a la investigación científica en años más recientes. Hay estudios científicos serios que confirman que los pacientes con cáncer sufren menos dolor, náusea y vómito cuando usan técnicas de acupuntura como complemento a sus tratamientos, reduciendo la necesidad de utilizar medicamentos contra esos síntomas.

Ayurveda

Tiene su origen en la India, hace más de dos mil años. En los últimos veinte ha tenido más aceptación y utilización, sobre todo en Occidente. Es más que nada una filosofía que se centra en mantener un estilo de vida saludable para prevenir las enfermedades y menos un conjunto de tratamientos para curarlas. Su fundamento radica en que cada persona es diferente, al igual que su manejo de la energía o *dosha*. Existen diferentes tipos de *doshas* que se desequilibran, lo que conduce al individuo a una falta de armonía con la naturaleza y, por lo tanto, a una enfermedad. Utiliza variedad de recursos, que incluyen ejercicio, respiración, alimentación balanceada, herbolaria, masaje y meditación para restablecer ese equilibrio energético. El ayurveda es, sobre todo, una medicina preventiva. En la antigüedad, los ayurvedistas cobraban por mantener sanos a sus pacientes, cuando éstos enfermaban, corrían con los gastos de los tratamientos y además de sobrellevar el gran desprestigio.

Homeopatía

En el siglo XVIII, Samuel Hahnemann creó la escuela de homeopatía y comenzó a utilizar el término *alopatía* para referirse despectivamente a las enseñanzas tradicionales de la medicina.

La escuela homeopática sostiene el hecho de que la enfermedad en sí no es importante y basa sus esfuerzos y "conocimientos" en el tratamiento meramente de los síntomas. El origen de las enfermedades, según esta disciplina, es espiritual y por lo tanto no es posible indagar sus causas.

El método homeopático parte del principio *similia similibus curantur* (lo semejante se cura con lo semejante) y emplea remedios que producen los mismos síntomas que se quieren curar. Para Hanehmann, este método era el único efectivo de curación; sin embargo, nunca dio a conocer al mundo los resultados de sus tratamientos.

La homeopatía postula que las sustancias que provocan ciertos síntomas en las personas sanas son las que deben usarse para tratar a quien presenta esos síntomas, en pocas palabras: un clavo saca otro clavo. Otro de sus postulados es que mientras más pequeña sea la dosis de una sustancia, el efecto es mayor. Por esto realizan grandes diluciones de los compuestos que utilizan, de tal manera que en la solución resultante, el componente activo es prácticamente inexistente, lo que les permite utilizar sustancias altamente tóxicas en sus preparaciones, sin daños al organismo. La "investigación", principalmente por el fundador y unos pocos sucesores, se basa en probar sustancias y anotar los síntomas que provocan.

Por cierto, los medicamentos homeopáticos no son regulados en México por las autoridades sanitarias. A quienes ejercen esta "medicina" no se les exige ningún estudio, mucho menos alguna cédula profesional —tampoco a los acupunturistas, ayurvedistas o herbolarios—. No hay pruebas de que algún medicamento homeopático produzca resultados positivos, más allá de lo que lo hace un placebo. La homeopatía no ha presentado ni ha tratado de averiguar la naturaleza del mecanismo que da origen a las enfermedades. Algunos de sus entusiastas seguidores afirman, sin fundamentos, que estimulan positivamente al sistema inmune incrementando las defensas naturales del organismo. Nunca se ha demostrado nada de esto, ni siquiera empíricamente, dado que atribuye las enfermedades a causas espirituales, que no pueden ser investigadas. Sus resultados no pueden reproducirse en dos pacientes con la misma enfermedad, ya que sus síntomas pueden ser diferentes. No hay revistas que divulguen los progresos en homeopatía, lo que hace que su efectividad sea cuestionable.

A pesar de todos estos argumentos, la medicina homeopática tiene un gran punto a su favor: los pacientes con cáncer que le tienen fe pueden sentirse física y emocionalmente mejor. Esto, en conjunto con los tratamientos convencionales aprobados y demostrados por la medicina tradicional, puede favorecer una mejor tolerancia a las terapias y, por ende, un mejor resultado final.

Aromaterapia

Utiliza esencias de cedro, sándalo, ajo, ciprés, geranio y clavel en forma oral; baños de inmersión, aceites de masaje o en inhalaciones. Tampoco hay evidencia de su efectividad en pacientes con cáncer.

Biorretroalimentación

Mide funciones corporales específicas, como la presión arterial, respiración, frecuencia cardiaca, temperatura de la piel, ondas de actividad cerebral, tensión muscular y conductividad eléctrica de la piel. Hace análisis de las variables y arroja resultados de cómo controlar ciertos estados de ansiedad para obtener una relajación que permite eliminar tensión. Su uso mejora el estado emocional de pacientes con cáncer, pero no ha demostrado efectos en cuanto a curación.

Chi Kung

Es una combinación de ejercicios físicos y mentales que tienen como objetivo el mantenimiento de la estabilidad orgánica. Ayuda en cuestiones de relajación y manejo del estrés.

Cromoterapia

Se basa en los siete colores del espectro solar y sus vibraciones magnéticas, enviando a las células energía luminosa del mismo matiz de su vibración original para regularizar y reactivar la vibración correcta de esas células. El concepto es demasiado elevado para mi entendimiento, así que no emitiré opinión alguna.

Flores de Bach

Son extractos del rocío de flores silvestres que se preparan con coñac (de primera calidad), obteniendo una *tintura madre floral* que se aplica a manera de aromaterapia. No se han reportado beneficios físicos en pacientes con cáncer de mama. Ayudan con el mismo mecanismo emotivo, basado en la fe, que la homeopatía.

Naturopatía

Estudia las propiedades y aplicaciones de los elementos naturales (alimentos vegetales, plantas medicinales, agua, sol, tierra y aire) con el objetivo de mantener o recuperar la salud. Enseña a utilizar todos los elementos inocuos de la naturaleza para comprender y respetar sus leyes, con el fin de alcanzar un estado de equilibrio. Como filosofía me parece extraordinaria.

Reiki

Es una práctica basada en la transmisión de la energía. Se ha documentado mejoría en algunos pacientes con dolor y náusea.

Cartílago bovino

Se usa desde la década de 1970. Su fundamento afirma que es capaz de impedir la formación de vasos sanguíneos que nutren a un tumor canceroso. También postula que fortalece el sistema inmune. No existe evidencia científica sólida a este respecto.

Veneno de serpientes

Se ha utilizado el veneno de algunas serpientes para la "prevención" y tratamiento del cáncer de mama, sin resultados alentadores.

Veneno de alacrán azul (escozul)

Su principal promotor es un médico cubano, quien afirma haber curado a 70% de los pacientes con cáncer terminal tratados con esta terapia. No hay artículos científicos que validen estos datos.

La cantidad de opciones de medicina alternativa contra el cáncer de mama crece día con día. Hemos visto cómo algunas cuentan con fundamentos válidos y otras no. Caer en absolutismos o posturas radicales sería absurdo;

es decir, no hay que rechazar rotundamente ni aceptar sin cuestionar las opciones *a priori.* Averiguar los posibles beneficios y riesgos de una terapia alternativa nunca estará de más. Si ya resulta difícil encontrar información científica adecuada sobre el cáncer de mama, puede ser imposible encontrarla para medicinas alternativas. Los grandes institutos estadounidenses, como el National Cancer Institute (Instituto Nacional de Cáncer) tienen información relevante de opciones en medicina alternativa. Hay gente seria y preparada que aplica estas terapias. Desafortunadamente, la mayoría de quienes ofrecen estos tratamientos en México es charlatán, sin preparación alguna, que busca aprovecharse económicamente de la esperanza que algunos pacientes y sus familiares mantienen. Ten mucho cuidado cuando te ofrezcan curas milagrosas; nunca he visto un caso en el que funcionen. Por otra parte, tampoco pierdas la esperanza y sé juiciosa cuando elijas algún método alternativo para ayudarte en tu tratamiento, siempre previa consulta con tu equipo de médicos. No abandones los procedimientos propuestos por el equipo oncológico, salvo que no tengan ya nada que ofrecerte en cuanto a la cura de la enfermedad. Una combinación de tratamientos convencionales y alternativos que favorezcan tu bienestar y que sean aprobados por tu oncólogo constituye la mejor opción para todos.

La vida continúa... ¿También para mí?

El impacto del cáncer de mama en tu vida, durante y después de padecerlo, es grande. Se presentarán algunos cambios en tu cuerpo, en tu mente, en la manera de percibir las cosas, en tu familia, en tu trabajo y en tus relaciones. Algunos serán difíciles y dolorosos; en contraste, también se producirán cambios maravillosos. Sólo tú puedes calificarlos, eres la única capaz de juzgarlos. La experiencia que yo puedo transmitirte de cómo se viven estos momentos es muy poca. Me parece que lo más sensato es que quienes han vivido en carne propia —lo mismo que tú vives hoy— sean los encargados de transmitirte sus vivencias. A continuación leerás los testimonios de mujeres y hombres que han cruzado las aguas del cáncer de mama. Todos ellos fueron tratados por diversos equipos oncológicos tanto en hospitales públicos como privados, por lo que representan una diversidad de escenarios diferentes.

Camila

Tengo 40 años y, al octavo mes del embarazo de mi hermosa hija, sentí una bolita en mi seno derecho. Me asusté y le pedí a mi pareja que me palpara para corroborarlo;

me respondió que sí. En la siguiente cita se lo comenté al ginecólogo, quien mandó hacer un ultrasonido, el cual aparentemente mostró un quiste sencillo. Al tener los resultados, el doctor comentó que eso podría deberse a que estaba a punto de lactar, que probablemente fuera algún tapón de ducto, y que al terminar de lactar, la bolita podría desaparecer.

Mi bebé nació y la bolita seguía ahí. Después de tres meses la leche se fue, pero la bolita no se quitaba, así que pedí un segundo ultrasonido, en el que se observó una pequeña bolsa con un halo. La recomendación fue realizar una biopsia.

El primer problema surgió cuando el seguro que tengo contratado dijo que no pagaría una biopsia si no se tenía diagnóstico, mi pregunta fue: "¿cómo puedo tener diagnóstico antes de mandar a hacer una biopsia?"; ante esto, hubo que exigir de manera enérgica el servicio para que la autorizaran. Seis días después de sacar la bolita, los resultados de patología arrojaron que tenía un carcinoma lobulillar infiltrante.

Me di cuenta de que no tenía ni idea sobre qué tipos de cáncer de mama existen. Sentí un miedo espantoso de pensar que tenía dos hijos muy pequeños, un niño de dos años con cuatro meses y mi hija de apenas siete meses, así como una pareja, a los cuales amo con todo mi corazón. También surgió en mi cabeza una larga lista de cosas que aún tenía por hacer durante los siguientes años y, de repente, me encontraba con una enfermedad tan grave sin saber cuánto tiempo me permitiría vivir.

Una vez que tuvimos los resultados de patología, el ginecólogo nos envió con un cirujano oncólogo. Aquí es importante resaltar algo: muchas mujeres creemos que el ginecólogo podrá detectar la presencia de cáncer, pero ahora sé que es el cirujano oncólogo quien puede darnos un diagnóstico acertado.

El cirujano oncólogo nos envió a realizar diversos estudios: mastografía, ultrasonido de hígado, tele de tórax... Todo me pareció apresurado y, con mi estado emocional vulnerable —a pesar de saber que el pronóstico era optimista y el estadio era etapa 1—, yo seguía realmente aterrada. La solución era radical e impactante: mastectomía.

Sólo pensaba en que quería seguir en este mundo para cuidar a mis hijos, ser compañera de mi pareja hasta viejita, así que ni siquiera pensé en no llevar a cabo la operación. Pero el trato frío del oncólogo, la premura quirúrgica y su poco tacto humano me orilló a buscar la segunda opinión. Ambos especialistas coincidían en lo que se debía hacer: la solución era la misma, aunque la diferencia estuvo en el profesionalismo, la ética, conciencia y sensibilidad ante la problemática de la enfermedad y la gran diferencia en el trato humano; fue hasta entonces cuando me senté un momento a pensar: "¿qué estaba sintiendo?, ¿qué sabía de la enfermedad?, ¿por qué tenía tanto miedo si ambos médicos me decían que el pronóstico era muy bueno?"

Casi un mes después del primer diagnóstico, el problema tuvo una solución radical y, luego de la operación, mi estado de ánimo fue mucho más optimista. Creo que la ciencia ha tenido avances que nos permiten tener mejores resultados que hace tal vez cinco años, y que realmente el mayor enemigo del cáncer es la desinformación que tenemos sobre qué es y cómo actúa. La mayoría de las personas que me visitaron después de la cirugía parecían decir: "pobre... tan joven... los chiquitos..."; no puedo ni escribir lo que sentía cuando se ponían a llorar y me decían que todo estaría bien mientras escurrían sus lágrimas.

Hoy estoy convencida de que con la exploración y detección temprana, también tenemos cura. La noticia es que ya no tengo la enfermedad. Quiero expresar a las mujeres que si nos dicen que tenemos cáncer de mama, es importante saber que es curable; que es vital conocer, recibir y dar información correcta y acertada, crear conciencia.

Agradezco hoy a mi pareja por ser profundamente amoroso y ayudarme con tanto amor a superar un momento tan difícil, haciéndolo parecer fácil. A mis hijos, que son el mejor motivo para seguir. A mi hermana, por su ayuda y apoyo moral y económico, y a mi cirujano oncólogo, quien desde la primera consulta se ganó nuestra confianza. A Dios, por permitirme salir bien de esta operación.

Llallis

Septiembre de 2007. Asisto a una consulta: Clínica de Mama.

Al leer eso pensé: "¿Para qué una consulta ahí? Creo que eso es para los pacientes que tienen cáncer".

Efectivamente, en el consultorio se encontraba un oncólogo.

—Hola, buenos días, ¿como está?

—Bien. Gracias, doctor.

—Soy médico cirujano oncólogo.

Antes de la cita, yo le había entregado mis estudios: mastografía y ultrasonido mamario.

—El diagnóstico no es alentador: tiene un tumor con cáncer de mama derecha.

Al escuchar la palabra cáncer creí que estaba soñando. De inmediato me sentí mal, derrotada, lloré tanto que la ira y el enojo se hicieron presentes, necesitaba aligerar el malestar; quería salir corriendo de ese lugar.

No podía creer que esto me estuviera pasando.

Así era: en mi cuerpo se alojaba un tumor de esa enfermedad, escucharla es sinónimo de muerte. Un frío intenso recorrió todo mi cuerpo, como si ese monstruo, al ser descubierto, comenzara a defenderse e hiciera todo lo posible por atacarme y destruir mi vida.

El doctor me indicó los tratamientos a los que me sometería. Primero una biopsia para analizar el tumor, posteriormente una cirugía conservadora de mama y luego a extirpar el ganglio centinela, mandándolo a analizar a patología (afortunadamente los estudios resultaron negativos para la metástasis).

Ahora afrontaría los tratamientos de radioterapia y quimioterapia. La primera sería a diario, durante treinta días. Las quimioterapias en periodos de veintiuno y ocho días por un año y medio.

No fue nada fácil. Después de todos los tratamientos, fui dada de alta. Sin embargo, pasado el tiempo y debido a una falta de criterio y desacierto, un médico —que no me realizó estudios—, determinó que el cáncer se había alojado nuevamente en mi cuerpo. Otra vez desfallecí, aunque estaba segura de que no era cierto. Eso me sirvió para darme cuenta de qué tan importantes son los estudios para el diagnóstico de cáncer de mama, así como acudir con médicos oncólogos.

Actualmente soy una persona feliz, contenta. Disfruto cada instante de mi vida, como si fuera el último. Vivo aquí y ahora.

Un paso muy importante en mi recuperación fue aceptar la invitación a una sesión de ayuda mutua para pacientes y familiares con cáncer, en el grupo Círculo de Ganadores, del Hospital ABC. Ahí encontré a personas que por medio de su experiencia y vivencia me ayudaron a sanar mis emociones devastadas. Ofrecen talleres, sesiones con médicos, conferencias... pero sin duda lo más importante son las pláticas de ayuda mutua, donde puedes sanar tu aspecto emocional, llorar, desahogarte y después sonreír.

Además, asisto a clases de yoga. La respiración, meditación y visualización son esenciales para sanar y transformar tu vida en lo que quieres y deseas.

Con esperanza, optimismo y ganas de vivir le agradezco a Dios esta nueva oportunidad.

Gracias, vida; gracias, Dios; gracias, doctores, y gracias a ti por leer estas líneas.

Marely

Mi nombre es Marely, tengo dos hijos. A mis 29 años y justo después de tres años de un largo juicio de divorcio, me iba un poco mal en el trabajo, no tenía mucho tiempo para conocer gente y hacer nuevos amigos, por tal motivo no tenía novio. Un día, como por arte de magia, un nuevo vecino llegó al edificio donde vivo. Desde la primera vez que lo vi, sentí algo especial por él. Después de unos meses comenzamos una linda amistad que pronto terminó en romance. Una relación hermosa; con él viví cosas inolvidables. Un día, él me sintió una bolita en el pecho, y yo le dije: "estás loco", "no es nada", y así pasaron días… Él seguía muy preocupado hasta que me suplicó que fuera al doctor. Siempre he sido muy penosa en esas cosas, pero fue tal su insistencia, que le platiqué a mi mamá y fui al doctor. Pasé revisiones, análisis, ultrasonido, mastografía, una dolorosa biopsia y el resultado, a los dos meses, era un tumor… maligno… cáncer. Es raro, pero en ningún momento pensé en morir. Mi vecino, mi ángel, me dio mucha fuerza: no dejaba que me deprimiera, ni llorar, tampoco pensar en algo malo, siempre me dio fuerza y energía tan positiva que, sinceramente, sin él, yo no sé qué hubiera pasado. Mi familia me apoyó totalmente y mis hijos, aunque un poco preocupados, sabían que yo estaría bien y que no los dejaría solos… Después de dos meses de análisis, me operaron. Era 6 de julio de 2007. Fue una cuadrantectomia, pero, ¡oh sorpresa!, no era un tumor, eran dos, y de diferente tipo. En todos los análisis sólo apareció uno, pero nada me importó, yo seguí como si nada me ocurriera, "De acuerdo... ¿qué sigue?". Los doctores me comentaron que me darían quimioterapias y radiaciones. "Muy bien, ni modo". Me empezaron a dar las quimios; obviamente me quedé pelona, subí 15 kilos, me sentía muy cansada. Aún en tratamiento de quimioterapia se terminó, también mágicamente, la relación con mi ángel; en dos días se cambió de casa y desde entonces no lo he vuelto a ver. Con mucha tristeza llegué a la conclusión de que sólo entró a mi vida para informarme que tenía cáncer de mama. ¡Me salvó la vida y se esfumó! Por siempre le estaré inmensamente agradecida.

Al término de las quimios, me aplicaron veinticinco radiaciones. Ahora me revisan cada seis meses. Tomaré tamoxifeno por cinco años. Después de que me operaron, cerré mi negocio; sólo me dediqué a curarme. Gracias a mi familia pude mantenerme económicamente, por ello les agradezco tanto apoyo. He empezado una nueva historia, hoy tengo esta oportunidad de vivir cada segundo intensamente, he decidido dejar de preocuparme por cosas insignificantes, dejar de hacer corajes por situaciones que no valen la pena y disfrutar a mis hijos. Ahora trabajo en una fundación: poder ayudar a tantas mujeres, contagiarlas de mi alegría y brindarles todo mi apoyo es una gran responsabilidad, pero siempre he pensado que por algo pasan las cosas, por algo me dio cáncer sin tener ningún factor de riesgo. Sé que aún tengo mucho que aprender sobre esta enfermedad. En un instante cambió mi cuerpo, mi trabajo, mi mente... cambió mi vida totalmente y doy gracias todos los días por estar viva. Hoy disfruto cada instante que comparto con mis hijos, con mis amigos, hago todo lo posible por llevar una vida sana. Con el cáncer aprendí a darme lo mejor y dedicarme tiempo para hacer lo que más me gusta, me marco metas a mediano plazo y eso me ha funcionado perfecto, porque hasta hoy las he cumplido todas.

No esperes a tener cáncer para cambiar tu vida.

Carmen

Rutinariamente, cada año me realizaba mi chequeo con el ginecólogo. En la última revisión que me hizo, palpó una bolita muy pequeña en el pecho izquierdo; me comentó que no era importante, posiblemente era de grasa, me quedé tranquila, pues le creí sin cuestionar nada.

A principios de 2007, con 34 años recién cumplidos, noté que la bolita había crecido y se sentía dura. No me asusté, pero pensé que no era normal. Entonces fui con mi doctora (internista-reumatóloga) para que me revisara; me mandó hacer una mastografía y un ultrasonido. Supongo que notó algo malo, pues también ordenó hacer una biopsia. Ahí empezó toda mi angustia.

Recibir un diagnóstico de cáncer fue devastador. Acababa de superar una difícil época de fuerte depresión y cuando creía estar del otro lado, otra vez todo cambió. Me vino a la mente que era un castigo divino.

Mi doctora me recomendó a un cirujano oncólogo, quien reconfirmó el diagnóstico: cáncer de mama. El doctor me dijo que el tratamiento requería primero de quimioterapia, posteriormente cirugía y al final radioterapia. Este oncólogo resultó sensacional no sólo como médico, también como ser humano. Con ternura me explicó el problema con toda su cruda verdad y me alentó para luchar contra la enfermedad. Me dijo que su trabajo era apoyarme y darme toda la ayuda de la ciencia médica y que seguramente tendría yo el apoyo de mis padres, mi hermano y mis amigos, pero (y esto no lo olvido) insistió: “la capitana del equipo de lucha” era yo y no podía darme por vencida.

Llegó la quimioterapia. Al salir de las sesiones, sentía un sabor metálico, tanto que a la salida del tratamiento me compraba una paleta de limón. Además, me daba mucho calor, náuseas, estreñimiento, pero sobre todo un cansancio enorme que me duraba dos o tres días.

Entre la primera y la segunda sesión de quimio empezó a caérseme el cabello; mejor le pedí a mi hermano que me rapara. Fue muy doloroso emocionalmente verme sin pelo. Las siguientes sesiones me propuse ir con mejor ánimo: siempre iba con una sonrisa, lo más positiva posible, para recibir el tratamiento con amor.

Empecé a utilizar sombreros, gorras y paliacates de diferentes colores. Me quería ver bien, bonita para mí. Después, mi mamá me llevó a una tienda de pelucas especiales y me compró una. La utilicé muy poco, pues con las sofocaciones y los calores no la aguanté. Regresé a los sombreros.

Recibí todo el amor, cariño y apoyo de mi familia. Sabía que contaba con ellos y los sentía en cada momento. Siento que la familia la pasa peor que el enfermo, pero les transmití la fuerza y una actitud positiva para seguir adelante en esta dura batalla.

Llegó el día de la cirugía: me extirparían el seno izquierdo y algunos ganglios de la axila. Iba con el terror de la incertidumbre. Cuando desperté en mi cuarto, después de la operación, sentí mucho dolor, lloraba por todo, necesitaba ayuda para todo y pensé que nunca tendría la fuerza suficiente para llevar una vida normal.

Sufrí linfedema (hinchazón) en un grado menor en el brazo izquierdo. Por ello tuve que ir a rehabilitación, que fue otro proceso largo, pero con la suerte de que mi fisioterapista era no sólo profesionalmente excelente y estricta, sino también dulce y comprensiva.

Llegó el proceso de reconstrucción. Otra vez, Dios me puso en manos de un extraordinario cirujano plástico. Me colocó un implante, pero al cabo de unos días se desarrolló una infección, así que me operó nuevamente para extraerlo. Me puso un expansor y pasado el tiempo necesario volvió a operarme para instalar un nuevo implante.

En todo este proceso tuve momentos duros, pero en especial dos: cuando me quitaron el implante, por la infección tuve mucho miedo de verme sin nada de nada; y sí, al mirarme, lloré mucho. El otro momento fue cuando me vi la cabeza pelona.

Llegaron la segunda tanda de quimios y la radioterapia. Asistí positiva y sonriente. Después tenía que iniciar mis sesiones de radioterapia. Obviamente, sentí pánico al pensar en la radiación, pues no sabía qué le pasaría a mi cuerpo, a mi piel. La eficiente doctora me explicó que el efecto secundario es parecido a una quemadura de sol, cuyo efecto hace que la piel se pele, por lo que se siente comezón y sequedad. Durante el tratamiento sentía cansancio, pero lo podía sobrellevar en el transcurso del día. Llevé a cabo todas las recomendaciones que me dio la doctora, y las molestias pasaron gradualmente al terminar el tratamiento.

Regresó la vida hermosa. Me considero una persona afortunada y agradezco a Dios que en mi camino haya puesto a los maravillosos médicos que me atendieron y apoyaron, así como el apoyo y cariño de mis familiares y amigos. Ojalá nunca hubiera ocurrido, pero gracias al cáncer de mama soy mejor persona: me doy cuenta de la maravillosa familia que tengo.

Después de una enfermedad tan terrible, vuelve la vida hermosa.

Rebeca

Actualmente tengo 48 años y hace aproximadamente seis me hice un *check-up* que incluía una mastografía, cuyo resultado reportó tejido fibroglandular con múltiples microcalcificaciones. El doctor me recomendó que examinara mis senos con regularidad para que los conociera perfectamente, porque se sentían llenos de bolitas. El objetivo era que yo tenía que reconocer lo que era normal. Comencé a autoexplorarme no cada mes, pero sí frecuentemente. En febrero de 2007, al tocar mi seno izquierdo sentí una bolita que no estaba ahí antes y que se sentía muy diferente a las que ya conocía, además de tener dolor y sentir mucho cansancio y fatiga. No supe con quién acudir, no tenía un doctor de cabecera que pudiera aconsejarme, así que decidí, como primer paso, pedirle a mi hermana el número telefónico de su ginecólogo.

Acudí con el ginecólogo, a quien le platiqué mis antecedentes y lo que estaba pasando conmigo. Me hizo un pequeño examen y efectivamente ahí había una bolita bien definida. Me pidió que me hiciera una mastografía para poder ver con más claridad lo que tenía. Me la realizaron un sábado, y los resultados me los entregrarían al siguiente martes, pero ese día muy temprano me habló la técnica del laboratorio para pedirme que acudiera, porque tenían que ampliar mi estudio. Creo que ahí fue donde pensé que las cosas no estaban muy bien, o nada bien. En fin, me sacaron más placas y mis resultados estuvieron listos al día siguiente. Me presenté nuevamente con el ginecólogo el jueves por la mañana y ese mismo día por la tarde ya estaba en el consultorio del cirujano oncólogo al que me remitió. Desde el momento en que recogí mis estudios hasta que entré al consultorio del nuevo doctor, sentí una mezcla de sentimientos de entre angustia y miedo, pues todo se estaba complicando cada vez más.

El cirujano oncólogo me explicó que, para poder realizar un diagnóstico adecuado, tenía que someterme a una biopsia, y que no tenía de qué preocuparme hasta que supiéramos a lo que nos estábamos enfrentando, pero que siempre debía tener pensamientos positivos, pues el estado de ánimo es importante. Entre las opciones, elegí la biopsia excicional (en quirófano extirpan la bolita para enviarla al laboratorio de patología para ser analizada). El resultado fue carcinoma ductal in situ grado 1; en una palabra: cáncer.

En ese momento me sentí confundida y temerosa. Principalmente pensaba en mis hijos, mi esposo y mis papás, pero a pesar de ello sentía la necesidad de saber qué era lo que venía para mí y para todos como familia. Esa noche lloré mucho, saqué todos los sentimientos acumulados por poco más de un mes.

Ahora ya tenía un diagnóstico. El doctor me explicó que a pesar de que durante la biopsia él trató de sacar todo el tejido necesario, el laboratorio de patología recomendaba la ampliación de bordes hasta llegar al tejido sano, por lo que debía ir nuevamente al quirófano, además de practicarme el estudio de ganglios, lo que ellos llaman ganglio centinela. Debido a mi tipo de cáncer, iba a necesitar ir a radioterapia. Estuve en recuperación durante poco más de un mes, porque después de la cirugía de ganglios no puedes mover muy bien tu brazo, así que debes hacer ejercicios todos los días; duele, pero conforme vas estirando más y más tu brazo, el dolor desaparece. Era importante que recobrara la movilidad, ya que para la radioterapia debes estirar muy bien tu brazo. Inicié la radioterapia a mediados de mayo: treinta y tres sesiones en las que poco a poco mi piel se fue quemando, como cuando una se pone al sol, por lo que llega el momento en que la ropa lastima. El primer día que entré al laboratorio de radioterapia fue como ingresar en otro mundo. Hasta ese momento me encontré con otras personas que, como yo, habían tenido o tenían cáncer. Había quien ya estaba cansado de combatir la enfermedad, pero estaba ahí por su familia; también quien se quejaba todo el tiempo, a quien ya no le importaba qué sucediera... la forma de enfrentar la enfermedad era diferente en cada uno de los casos. Ahí comprobé que la manera en que una decida sobrellevar esta enfermedad es el modo en que vas a sentirte.

A partir de mi diagnóstico —y a pesar de no haber antecedentes previos de cáncer—, el médico recomendó que mis hermanas se hicieran también estudios. Una de ellas resultó positiva; afortunadamente ya pasó por todo esto y está bien.

Lo que el cáncer me dejó fue el saber que soy una persona fuerte, que puedo vencer lo que venga, pero también que debo disfrutar cada día de mi vida. Me gustaría que el final de mi historia fuera el mismo para cada una de las mujeres que es diagnosticada con cáncer de seno. Hace un mes cumplí mi tercer aniversario y puedo decir que soy una sobreviviente.

Lilí

Soy Lilí, una mujer de 22 años. Todo empezó cuando me descubrí una pequeña bolita en el seno izquierdo. Pensando que no era nada grave, asistí con un médico que lo diagnosticó como una pequeña bolita de grasa. Mi mamá y yo no quisimos quedarnos con una sola opinión, así que asistimos con otra doctora quien al tener duda, me mandó con un especialista a quien hoy le agradezco infinitamente todo lo que hizo por mí. La primera vez que llegué a su consultorio me hizo una biopsia (sacando sólo líquido). Pasó una semana, los resultados que esperábamos revelaron que era un tumor, sin saber si era maligno o benigno. Tuvieron que extirpar la bolita y mandarla a patología para conocer a ciencia cierta de qué se trataba. Me programaron para la primera cirugía, en esos momentos no existía miedo alguno, en mi mente estaba sólo la idea de que era necesario y después todo sería normal otra vez.

La operación había sido un éxito: sin dolor, con una recuperación ligera y sin ningún problema. Esperé, y a los quince días me citaron para recoger los resultados. En ese momento el patólogo no quiso darme el documento, diciéndome que necesitaba hablar antes con mi médico. Hablaron entre ellos, después se acercaron a mi mamá y a mí, pidiéndonos que les diéramos ocho días más, porque habían encontrado en el tumor algo que querían revisar con más tiempo.

Salí del hospital asombrada, no me lo esperaba. El miedo me invadía, pensaba que era eterno esperar una semana más y mi mente empezaba a viajar. Pensando infinidad de cosas, decidí no seguir haciéndolo y esperar mejor el momento en que los resultados llegaran a mí.

El día llegó. A muy temprana hora, me dirigí a patología, en donde me entregaron los resultados. Fui con el médico que me estaba atendiendo desde que la historia empezó. Su rostro mostraba asombro. Mi corazón latía cada vez más fuerte. Sus palabras fueron claras y rápidas: cáncer in situ fase 0, que había que operar de nuevo, haciendo una cuadrantectomía. En ese momento mi cuerpo sintió un cubetazo de agua fría, tuve un *shock* que no me permitía asimilar lo que me estaba diciendo. Ver a mi mamá a mi lado en llanto, la sensación de ese momento ha hecho que hasta hoy no se me borre la clara imagen de la noticia.

El médico decidió que me hiciera varios estudios antes de la operación y posteriormente me programó para la segunda operación. Julio de 2009 llegó, momento de la operación. Al salir de la cirugía no comprendía qué pasaba, existía miedo porque no sabía cómo había quedado mi seno, el pavor de volver a verlo era alarmante para mí, pero gracias a Dios fue una gran cirugía. El médico tuvo mucha delicadeza, por mi edad.

Hoy, mi tratamiento consiste en tomar una pastilla diaria durante cinco años y he tenido pocas reacciones secundarias. Ha pasado ya casi un año de ese suceso que ha marcado mi vida, aportando una idea de la salud y de una vida diferente.

En pocas palabras, podría decir que aprendí bastante. Mi edad sorprendió a muchas personas por la enfermedad, por ello quisiera motivar con mi experiencia a mujeres jóvenes y señoras a que comprendan que el cáncer de mama no discrimina edad.

Por esto me queda claro que es importante incentivar a la sociedad, porque existe la detección oportuna, siempre hay una salida fácil cuando cuidamos nuestro cuerpo, valorándolo a cada instante.

Benito

Tengo 53 años. Soy empresario y durante muchos años no me dediqué tiempo a mí mismo. Por ello hace aproximadamente seis años que decidí bajar de peso, hacer un poco de ejercicio y dedicar un tiempo para mí. Me inscribí en un gimnasio y el primer día llegué sintiéndome cual joven de 20 años. Me puse a correr en la banda, y a los pocos segundos sentí una falta de aire espantosa, así que concluí que era mucho mejor empezar con un poco de pesas. Empecé por jalar con el pecho en un aparato que quedaba justo frente a un espejo y noté que del lado derecho se hacía un bulto con algunos movimientos. Me toqué y sentí como una bolsa de canicas muy pequeñas. No le di importancia, terminé la corta rutina y fui a trabajar.

Todos los días al bañarme me tocaba nuevamente y sentía la misma bolsita. Me imaginé que pronto desaparecería, pero no. Un día, al regresar a mi casa, me bajé del carro y sentí un dolor como si alguien me hubiera metido una aguja en el pecho. Mi primer pensamiento fue que me estaba infartando y me asusté. Ya no entré a la casa. Le grité a mi esposa, y antes de que me diera cuenta estábamos en la sala de urgencias de un prestigiado hospital privado de la Ciudad de México. Me atendió un muchacho que parecía que aún no terminaba la secundaria, pero se presentó muy formalmente como el médico de guardia y diligentemente ordenó las pruebas necesarias. Al poco tiempo llegó un cardiólogo y tras revisar los resultados de mis análisis me informó que podía estar tranquilo, pues no se trataba de un infarto; tal vez una indigestión. Me dieron unas pastillas contra el dolor, el cual desapareció y me fui a dormir tranquilo.

Al mes siguiente tuve varios dolores parecidos que se quitaban después de tomar las píldoras, pero un día fue incontrolable. Tengo un amigo que es cirujano general y pasé a su consultorio sin haber hecho cita. Me recibió al cabo de unos minutos y después de revisarme me dijo que el causante de mi dolor era el abultamiento que tenía en el pecho, detrás del pezón derecho. Me propuso extirparlo ahí mismo, en su consultorio, con anestesia local; así lo hicimos. No sé qué pasó, pero durante la cirugía yo tenía mucho dolor, veía que sangraba mucho, mi amigo estaba muy nervioso. Después de dos horas, me dijo: "no me gusta nada, amigo. Voy a mandarlo a análisis". Me fui a casa sintiendo debilidad y dolor, casi no podía mover el brazo derecho. A los cinco días visité a mi amigo. Me dijo que el resultado había sido cáncer de mama. Sinceramente pensé que estaba bromeando y me reí con una fuerte carcajada. Al ver que su rostro no cambiaba, le dije: "Debes estar bromeando, ¡eso es cosa de mujeres!"

Me sentí insultado y ofendido. Eso no podía ser cierto. Después de algunos días fui a ver a un cirujano oncólogo, quien confirmó el diagnóstico. No puedo explicar la vergüenza que invadió mi corazón. ¡Yo no sabía de ningún hombre con cáncer de mama! El oncólogo me explicó que a los varones también les puede dar, aunque en una proporción menor. También me informó que el cirujano que me operó, no había extirpado por completo el tumor y que había contaminación por la mala operación. Me hizo varios estudios y me dijo que era obligatorio operarme nuevamente. El pronóstico era muy sombrío. Yo tenía muchas posibilidades de morir, porque el tumor resultó ser muy agresivo.

Entré al quirófano un miércoles en la tarde. Me hicieron una mastectomía radical con extracción completa de los ganglios de la axila. Hubo necesidad de quitar el músculo del pecho. Saliendo de la cirugía no me dolió nada. Me dijeron que me habían puesto una bomba de analgésicos. Al día siguiente me vi al espejo y me horroricé. ¡Mi pecho estaba deforme! Ya en casa me dediqué a investigar acerca de mi problema y me enteré que hay muchos hombres con cáncer de mama. El siguiente paso fue quimioterapia. En la sala de espera —donde había puras mujeres— me sentí totalmente fuera de lugar. Conforme pasaron las semanas me fui sintiendo menos incómodo. Recibí catorce quimioterapias en total. Perdí el pelo de la cabeza, del pecho, de los brazos, de las piernas y de todos los lugares imaginables. Después vino la radiación. Tuve treinta sesiones, muy molestas. Es como si todos los días te quemaras mucho con el sol. En total fueron dieciséis meses de tratamiento, y todo el tiempo me venía a la cabeza que podía morir en cualquier momento.

Tuve que hacer muchos cambios en mi vida debido a esto. Mi esposa y mis hijos fueron un gran apoyo. Durante mucho tiempo estuve muy enojado, iracundo y no hablaba del tema. Me aislé de mis amigos y familiares, por vergüenza. Un día me di cuenta de que no había muerto y que era muy afortunado. Sentí la obligación de contar mi historia. Me informé y contacté con un grupo de apoyo de cáncer. El primer día que asistí, conocí a otro hombre con el mismo problema. Fue un alivio dejar de ser el único "fenómeno". Desde entonces, hace ya casi cuatro años, han llegado dos hombres más con cáncer de mama. Hemos formado un grupo de dominó en el que jugamos y hacemos una "terapia grupal" privada. Nos reímos y hacemos bromas de nuestro problema. Logré mi objetivo de bajar de peso y hacer ejercicio. Por medio de fisioterapia he recuperado 95 % de la fuerza de mi brazo derecho. Incluso con ejercicio he fortalecido mi pecho y ya no se ve deforme. Ya no me da pena decirle al mundo que tuve cáncer de mama. Me he vuelto un incansable divulgador de la lucha contra esa enfermedad, porque ahora sé que estuve muy cerca de la tumba. Mi mujer y mi hija se hacen estudios con el oncólogo, y yo procuro estar al pendiente para que no se les pasen las fechas. He dado pláticas acerca de mi experiencia y he conocido gente maravillosa en este camino.

Doy gracias por haber caído en manos de un grupo de oncólogos tan profesionales como humanos y de tener la gran oportunidad de estar vivo. Hoy disfruto cada día como si fuera el último. He dejado los negocios un poco y le dedico más tiempo a mi familia, a fin de cuentas hoy sé que lo único que me voy a llevar es su cariño y que lo que voy a dejar es el mío.

¿PUEDE REGRESAR EL CÁNCER DE MAMA? 18

TAL VEZ HAN PASADO MUCHOS meses desde que recibiste la desagradable noticia de que tenías cáncer de mama. Caminaste a paso lento a través de todos los tratamientos requeridos. Conociste a mucha gente, extraños que ahora consideras muy cercanos a ti. A algunos otros probablemente no los quieras ver de nuevo en tu vida. Compartiste momentos en las salas de espera con gente que, como tú, estaba pasando momentos delicados. Seguramente hubo muchos episodios difíciles con altas dosis de ansiedad. También, estoy seguro, gozaste de momentos maravillosos, llenos de aprendizaje y esperanza. Te has dado cuenta de que algo que creías imposible de lograr ha terminado: una carrera por tu vida.

Ahora es el momento de retomar el control de tu vida. Ya no irás a hospitales o consultorios cada semana, ni sentirás que otras personas disponen de tu tiempo. Tendrás una mezcla de emociones en la que predominará la alegría, pero también habrá nostalgia. ¿Recuerdas que antes de la enfermedad no dependías de médicos, enfermeras ni técnicos? Has regresado a esa independencia y ¡nuevamente te sientes sola e insegura! Te cuesta trabajo creer que así, de pronto, vayas por el mundo. Tu vida giró y ahora regresas al punto de partida... ¡como si nada hubiera pasado! Aunque te parezca difícil de asimilar, el objetivo primordial era que volvieras a tu vida tal y como era antes del cáncer.

Cuando por fin terminan todos los tratamientos que son necesarios, comienza la fase de vigilancia y seguimiento. Se registra el día final del último tratamiento como fecha de inicio de esta nueva etapa. No se considera para este momento la hormonoterapia, ya que la mayoría de las pacientes la toman por periodos de cinco años. Una vez terminados los tratamientos, se solicitan ciertos exámenes de laboratorio y gabinete para comprobar que no existe evidencia de la enfermedad. Esto significa que la parte más difícil ha concluido, por lo menos en teoría. La espera de los resultados puede ser angustiante y aterradora. En la mayoría de las pacientes los resultados son alentadores: no hay rastro de la enfermedad. Mientras no se compruebe la presencia de cáncer, pasrás un tiempo, que los oncólogos llamamos *periodo libre de enfermedad.* Recuerda que el cáncer está considerado como un mal crónico. Mientras más largo sea este periodo libre del padecimiento, menor es la probabilidad de que el cáncer regrese. Cuando el cáncer retorna, le llamamos *recurrencia.*

Tu principal miedo es que el cáncer regrese, que experimentes una recurrencia. Es increíble cómo funciona la mente humana: al principio tenías miedo de morir repentinamente y ahora que estás viva, sin evidencia de este trastorno, adviertes nuevamente esa preocupación. Relájate y vuelve a tus proyectos, sueños y metas. Es cierto que la enfermedad puede volver en cualquier momento, pero también que cualquiera de nosotros está expuesto a un accidente de tránsito fatal o a un infarto. En la vida no hay garantías para ti ni para otros. La diferencia contigo radica en que en un momento te sentiste muy cerca de la muerte y no quieres regresar a él. La incertidumbre será, a partir de hoy, una constante preocupación en tu vida.

Tendrás que aprender a vivir con ella. Enfócala de una manera positiva y evita que sea un obstáculo.

Mucha gente tiene la creencia oculta de que haber tenido una enfermedad grave, como el cáncer de mama, las inmuniza de otras desgracias de salud. Puedes romperte una pierna, desarrollar diabetes o incluso padecer un tipo de cáncer diferente. Hay también quien le atribuye la culpa de todos sus males al cáncer de mama; por ejemplo, tiene gastroenteritis por algún alimento en mal estado que comió, diarrea, náuseas, vómito y dolor abdominal... e inmediatamente se piensa que el cáncer ha regresado y es el causante de estos síntomas. Eres tan vulnerable como el resto de la población; puedes padecer los males que aquejan a todos los hombres y mujeres. Ahora el cáncer te permite vivir y lo sabes; el miedo al cáncer no. Un estado de ansiedad y miedo persistentes puede desquiciar a cualquiera, así que haz lo que debas para dejar eso atrás y continuar la vida.

Hablemos ahora de la etapa de seguimiento. Tiene la finalidad de investigar, periódicamente, la aparición de una recurrencia. Las técnicas de reconstrucción mamaria no impiden el seguimiento ni la detección de recurrencias, es decir, pacientes con implantes, expansores o injertos autólogos pueden ser vigilados de forma segura. La mayoría de las recurrencias en cáncer de mama surge durante los dos primeros años de haber terminado los tratamientos. Pasado ese tiempo, la probabilidad de recurrencia disminuye, aunque siempre existirá. Durante el primer año, las citas para revisión serán cada tres meses e incluirán una exploración física, exámenes de sangre, radiografías y probablemente algún ultrasonido. La realización de los estudios específicos en cada caso quedará a criterio del oncólogo encargado. No vale la pena enumerar todos los estudios que puedan requerirse para cada caso. Al segundo, tercer y cuarto años, las visitas serán cada cuatro meses, con sus respectivos estudios. En el quinto, cada seis meses. Después, cada año, como cualquier mujer que nunca ha padecido cáncer de mama.

Independientemente de los estudios que se realicen en cada visita, debes continuar haciéndote una mastografía y/o ultrasonido anualmente y seguir tu rutina de autoexploración mensual.

Existen algunos factores de riesgo para las recurrencias. Éstos se identifican con el diagnóstico inicial de la enfermedad y desde ese momento se utilizan tratamientos enfocados a prevenirlas. Como lo he dicho, los factores de riesgo sólo significan mayor probabilidad. Éstos son:

- Tumores de 5 cm o mayores.
- Tumores agresivos (grado III).
- Ganglios axilares afectados por el cáncer.
- Pacientes menores de 40 años al momento del diagnóstico.
- Carcinoma inflamatorio.
- Pacientes que son negativas a receptores estrogénicos, receptores de progesterona y HER-2/neu, o también llamadas *triple negativo.*
- Pacientes en las que se realizó una resección incompleta del tumor (márgenes positivos).
- Tumores que afectan la pared torácica.
- Pacientes tratados por especialistas no oncólogos.

La presencia de cáncer de mama recurrente no es una buena noticia, pero tampoco significa una inminencia de muerte a corto plazo. Existen muchos factores que deben tomarse en cuenta para determinar el pronóstico en cada caso. Muchas pacientes viven larguísimos periodos sin afectación en su calidad de vida, a pesar de haber tenido recurrencia. Enfrentar el diagnóstico de cáncer recurrente puede ser mucho más difícil que el inicial. Muchas enfermas consideran que todo el esfuerzo y los tratamientos fueron en vano. No es así. Las recurrencias traducen por lo general la presencia de tumores muy agresivos que, si no hubieran recibido los tratamientos iniciales, significarían la muerte a corto plazo.

Si se confirma la recurrencia, es indispensable hacer nuevamente todas las pruebas de patología porque puede haber diferencias importantes, principalmente en el grado de agresividad y en el estado de los receptores; por ejemplo, el tumor original pudo haber sido grado I, pero en la recurrencia se presenta como grado II. Lo mismo puede ocurrir con los receptores de estrógenos y progesterona, así como con el HER-2/neu. Estas diferencias marcan la pauta para el tratamiento.

Existen tres tipos de recurrencia, con base en su localización.

a) Local: Se trata de una recurrencia en la mama (en el caso de cirugía conservadora) o en la pared torácica en el caso de mastectomías. No está relacionada con la técnica quirúrgica utilizada. Hoy sabemos que los resultados finales son exactamente iguales en pacientes que tuvieron cirugías conservadoras y en las que se hicieron procedimientos radicales. Puede detectarse por diversos estudios de imagen, por exámenes de laboratorio o por palpación. Por eso no debes suspender tu rutina de autoexploración mensual e informar cualquier cambio que despierte sospechas. Es importante asegurarse de que no hay enfermedad fuera de esta zona. En algunos casos puede confundirse con trastornos benignos. Por lo general, el único síntoma es la presencia de una masa sospechosa o cambios en la piel. Rara vez causan dolor. Ante la más mínima duda debe realizarse una biopsia para obtener un diagnóstico definitivo. La mayoría de las recurrencias locales pueden ser tratadas eficazmente con cirugía. En ciertos pacientes puede requerirse quimioterapia o radioterapia. Recuerda que la radioterapia sólo puede darse una vez en la vida en una determinada zona del cuerpo. Si ya la recibiste, no podrá realizarse nuevamente.

b) Regional: Se trata de la presencia de cáncer en los ganglios linfáticos. A pesar de que el principal drenaje linfático de la mama es hacia la axila, también puede drenar hacia los vasos linfáticos del tórax, en la región del esternón (ganglios de la cadena mamaria interna) o hacia los vasos linfáticos de la base del cuello, por encima de la clavícula (ganglios supraclaviculares). Pueden presentarse al mismo tiempo que una recurrencia local, en cuyo caso se llama *recurrencia loco-regional.* Muy pocos pacientes tienen síntomas. Estos incluyen: dolor persistente o hinchazón del brazo u hombro, pérdida de la sensibilidad en el brazo o dolor torácico. La detección se hace básicamente con estudios de imagen sencillos —ultrasonido— o complejos —resonancia magnética—. La presencia de esta enfermedad en otros órganos distantes es altamente probable, por lo cual debe descartarse antes de determinar el tratamiento. La confirmación definitiva se establece mediante una biopsia. El tratamiento ideal consiste en quitar quirúrgicamente todo el tejido afectado, aunque en ocasiones esto no es posible. Podrían utilizarse quimio y radioterapia solas o en conjunto para obtener un mejor control. Las recurrencias loco-regionales nos advierten que existe una gran probabilidad de desarrollar recurrencias a distancia.

c) *A distancia:* En este caso se afectan órganos distintos a la mama y al tejido ganglionar o linfático. Los órganos comúnmente afectados son hígado, pulmón, hueso y cerebro, aunque no son los únicos. Esto se llama *metástasis* o *actividad metastásica.* Los síntomas que se presentan están en relación directa con el órgano afectado; por ejemplo, en el caso de afección pulmonar puede haber tos, dificultad para respirar o dolor torácico. Deben hacerse todos los estudios necesarios para determinar el sitio y extensión de la enfermedad. Lo mejor es obtener tejido por medio de una biopsia, aunque en algunos casos resulta obvio el origen de estos tumores. El tratamiento utilizado con más frecuencia es la quimioterapia u hormonoterapia, aunque existen múltiples tratamientos que podrían utilizarse en estos casos. Todos ellos van encaminados a mejorar las condiciones de vida de las pacientes. En algunos casos es posible aumentar el tiempo de sobrevida con buena calidad.

Salvo en raras excepciones, la presencia de recurrencias revela que la posibilidad de curación es inexistente. Los tratamientos tendrán menor efecto cada vez y dejarán de reportar mejoría. No obstante, son muchos los recursos que pueden utilizarse para que la calidad de vida sea buena. El haber llegado a este punto obliga a hacer un análisis detallado de los beneficios de continuar un tratamiento. Cuando una terapia, la que sea, no cambia el curso de la enfermedad, quizá sea mejor no recibirla. Los efectos secundarios pueden ser mucho peores que los beneficios. Decidir abandonar el tratamiento puede ser un paso difícil para el paciente, su familia y para el equipo médico. Muchas personas interpretan esto como darse por vencidos, aunque la realidad es otra. Obstinarse con terapias que ocasionan grandes malestares no le hace bien a nadie. La aceptación de una realidad es extremadamente importante para decidir el camino. En el caso de cáncer terminal, la aceptación debe ser unánime; de nada sirve que una paciente acepte que va a morir cuando sus familiares se empeñan en hacer todos los esfuerzos para perpetuar una agonía dolorosa. La mejor manera para lograr la aceptación unánime es conversar antes de que sea tarde. Aceptar la muerte no significa perder la esperanza, ésta puede perdurar, no en el sentido de recuperarse, pero puede ser enfocada a tener un tiempo de paz y tranquilidad, de convivencia y bienestar con la familia. Tampoco significa poner una sonrisa, pretender que todo está inmejorable y sentarte a esperar con la mejor actitud. Vas a tener tristeza y enojo, entre muchos sentimientos negativos. Sentirás también preocupación por dejar a tus seres queridos.

El concepto de muerte que impera en México no permite que se hable de ella. ¿Cómo decirle a alguien querido que va a morir? ¿Cómo aceptar ante mi familia que voy a morir? No te das cuenta de la gran oportunidad que la vida te está brindando: tener tiempo para decirle a tus familiares lo que sientes por ellos, perdonar y ser perdonado, expresar tus sentimientos libremente, manifestarles que estás en paz, transmitir tu aprendizaje de vida, escribir cartas, despedirte de ellos y agradecer lo que te dieron; en lo personal me parece que sería la mejor manera de dejar este mundo. Hay muchas personas que no tienen esa oportunidad porque mueren repentinamente. También puedes poner en orden otros asuntos, como los financieros o legales. Imagina dejar esta vida sin tener pendientes emocionales, espirituales, legales y financieros. ¿No sería maravilloso? Sé que estoy tocando un tema extremadamente delicado y que cualquier punto de vista diferente debe ser respetado. Nadie tiene la receta infalible para morir en completo bienestar. No tengas miedo de comunicar a la familia tus puntos de vista, es la mejor manera de llegar a un acuerdo para cuando se presente el momento.

¿Qué es mito y qué es realidad? 19

Mito se define como un conjunto de creencias e imágenes idealizadas que se forman alrededor de un personaje o fenómeno. Los mitos en torno al cáncer de mama son incontables y se han generado a lo largo de la historia del ser humano. Lo increíble es que hay algunos que han persistido... ¡por más de 3 500 años!

Ciertos mitos sobre el cáncer de mama fueron "realidad" en alguna época, según lo que en esa momento se conocía "científicamente". Con el avance de la ciencia en el terreno de la medicina, muchos de esos mitos han sido desmentidos pero aun así han perdurado, transmitiéndose de manera verbal, de generación en generación, incluso entre algunos profesionales de la medicina.

En nuestros días —la era de la información—, se da un fenómeno que yo he denominado "terrorismo cibernético", por el cual se transmite de forma masiva, ya sea por correo electrónico o en páginas de internet, información equivocada o una serie de conceptos erróneos acerca de múltiples temas, incluyendo el cáncer de mama. Muchos publican información malentendida, prejuiciosa o falsa que puede tener un impacto negativo en quienes la consultan sin asesoría. Es extremadamente peligroso navegar en el ciberespacio si no se tiene claro cuáles son las páginas que contienen información veraz y actualizada acerca de un tema específico. Te sugiero consultar aquellas páginas que tengan el apoyo y el soporte de instituciones prestigiosas, como hospitales reconocidos, entidades de investigación y dependencias gubernamentales, ya sean mexicanas o del extranjero.

A continuación describiré algunos de los mitos más populares en torno al cáncer de mama; aclararé con explicaciones científicas por qué son falsos.

Mito: El ginecólogo es el especialista indicado para cuidar la salud de las glándulas mamarias.

Realidad: De todos los mitos existentes, éste representa quizá el más arraigado en la mente de la población mexicana, y el que más afecta al país en cuanto a este problema de salud se refiere. Los especialistas en ginecología y obstetricia, al menos en México, tienen una preparación muy escasa en cuanto a enfermedades mamarias se refiere. En el transcurso de su entrenamiento tienen muy poco adiestramiento en la adecuada interpretación de una mastografía, la revisión clínica de una mama, los métodos-diagnósticos actuales mínimamente invasivos, los tratamientos específicos y el manejo en general de la glándula mamaria y sus enfermedades. Sin embargo, ellos son los que se encargan de solicitar los estudios de imagen y de la revisión de los senos de la mujer. Mi archivo clínico está plagado de anécdotas que van de lo cómico a lo trágico en cuanto al manejo de la mama por parte de los ginecólogos. No quiero que se me malinterprete, estos médicos son por lo general especialistas muy bien adiestrados, involucrados y responsables en el manejo de los temas que incluye su área; desafortunadamente, la mama no está incluida en su campo de entrenamiento y acción. La lógica pudiera indicar que los senos, al ser de desarrollo exclusivo de las mujeres, caen en el terreno de la ginecología. Este pensamiento es completamente erróneo. Los especialistas con preparación formal e integral en el manejo de la mama, tanto en enfermedades benignas como malignas, son los oncólogos. Las palabras cáncer, oncólogo y oncología llevan implícitas una carga emocional gigantesca, hasta cierto punto intimidante para ciertas personas, lo que hace que no acudan a estos especialistas por miedo o por creencias equivocadas. Lo cierto es que para garantizar una vigilancia adecuada y la detección oportuna del cáncer de mama y proporcionar su tratamiento correcto, es necesario crear conciencia en nuestra población de que se debe acudir con un oncólogo.

Mito: Sólo las mujeres con antecedentes familiares de cáncer de mama tienen riesgo de tenerlo también.

Realidad: Dos terceras partes de las mujeres diagnosticadas con cáncer de mama no tienen un factor de riesgo identificable para la enfermedad. Esto significa que cualquier mujer está en riesgo. La reacción inmediata de muchas pacientes es de desconcierto al enterarse del diagnóstico, ya que en su familia no existen antecedentes del problema. Ahora bien, si existe antecedente familiar de cáncer de mama en primer grado (madre, hermanas o hijas) y el cáncer se presentó antes de la menopausia, el riesgo de padecer la enfermedad aumenta al doble. Esto no necesariamente significa que la persona va a tener cáncer de mama, tan sólo significa que tiene una mayor probabilidad de tenerlo, más aún cuando existen dos o más familiares en primer grado con el problema.

Mito: Los antecedentes familiares por la rama paterna no son tan importantes como aquellos por la rama materna.

Realidad: En la mayoría de los casos, en México, no existe un factor hereditario, es decir, son pocos los casos que tienen un factor genético heredado asociado. En estos casos es muy importante establecer los antecedentes familiares tanto en la rama paterna como en la materna, ya que tienen la misma importancia.

Mito: El cáncer de mama es una sola enfermedad.

Realidad: Cuando hablamos de cáncer de mama pensamos, lógicamente, que se trata de una sola enfermedad, que todos los casos se diagnostican de la misma manera, que se tratan por igual y que, en general, tienen el mismo pronóstico. El término cáncer de mama agrupa a una serie de enfermedades con presentación, comportamiento, diagnóstico, tratamiento y pronóstico similares, mas no iguales. Existen varios tipos diferentes de cáncer de mama y cada uno tiene implicaciones únicas. Por ejemplo, hay tumores malignos que se originan en los ductos que transportan leche, hay otros que se originan en los lobulillos encargados de producir leche, y otros más originados en la parte no glandular de la mama. Su comportamiento y agresividad son distintos y, por lo tanto, el enfoque terapéutico también lo es. Además existe una diferencia enorme entre una etapa temprana, una avanzada y otra metastásica del desarrollo del cáncer. Muchos pacientes manifiestan su inquietud cuando se les propone iniciar su tratamiento con quimioterapia porque algún conocido inició su tratamiento con una cirugía, o no entienden por qué tienen que recibir radioterapia si otra persona no la recibió y se encuentra bien. La práctica ética y honesta de la oncología requiere de forma estricta que cada caso se analice de forma individual y se le diseñe un esquema de tratamiento propio, único y enfocado a resolver su problema específico. La información pertinente en cada caso debe ser proporcionada por tu médico oncólogo.

Mito: El cáncer de mama no es doloroso.

Realidad: Todos los dolores que padecemos son transmitidos por pequeñas terminales nerviosas que constituyen una inmensa red a lo largo de nuestro cuerpo. Por lo tanto, para que exista dolor es necesario que se estimulen estas terminaciones nerviosas. El hecho de que un tumor no produzca dolor, sólo significa que no ha estimulado algún nervio. No existen generalidades al respecto, pero la presencia o ausencia de dolor no determina el origen de un tumor y mucho menos la probabilidad de que sea benigno o maligno. La sola presencia de una bolita sospechosa en el seno debe de alertar para buscar ayuda profesional competente y decidir si es necesario realizar pruebas que conduzcan a un adecuado diagnóstico para la oportuna solución de un problema.

Mito: Si tengo alto riesgo para cáncer de mama es muy poco lo que puedo hacer, tan sólo estar atenta a los síntomas.

Realidad: Es importante estar informada de cuál es el riesgo específico y determinar con un oncólogo cuáles son las opciones individuales más adecuadas en tu caso. Una visita anual con tu oncólogo puede también ayudar a determinar tu nivel de probabilidad con base en factores de riesgo de padecer la enfermedad. El diagnóstico temprano se basa en tres aspectos: autoexploración, exploración médica y estudios de imagen, en caso de ser necesarios. La meta que perseguimos los profesionales de la salud que nos dedicamos a cáncer de mama es detectar tempranamente la enfermedad. Las etapas iniciales son en las que, con mayor frecuencia, se logra la curación. La mujeres con alto riesgo para desarrollar cáncer de mama pueden reducirlo con medidas como bajar de peso en caso de presentar obesidad, disminuir o incluso suspender por completo la ingesta de bebidas alcohólicas, haciendo ejercicio de forma regular, dejando de fumar y siendo muy rigurosas con su rutina de detección (autoexploración, estudios de imagen —en caso necesario— y consultas regulares con su oncólogo). Estas sencillas acciones pueden ayudar a reducir el riesgo, además de que constituyen por sí mismas una forma de vida saludable.

Mito: La mayoría de las bolitas que aparecen en la mama son cancerosas.

Realidad: Más del 80 % de las bolitas que se pueden tocar en una glándula mamaria son de origen benigno (fibroadenomas o quistes) y no requieren de ningún tratamiento. Sin embargo, es muy importante tener una disciplina de autoexploración de los senos y reportar al oncólogo cualquier cambio en los senos y cualquier bolita. Él decidirá si es necesario efectuar algún estudio de imagen o en su caso una biopsia del nódulo para determinar la existencia de un cáncer.

Mito: Las mujeres con una condición fibroquística de la mama tienen más riesgo para cáncer de mama.

Realidad: Durante muchos años se pensó que mujeres con senos tendientes a la formación de fibroadenomas eran más propensas a desarrollar cáncer de mama. Hoy es un hecho demostrado que tal riesgo es inexistente. Como hemos acotado varias veces, cualquier mujer está en riesgo de presentar la enfermedad. La presencia de múltiples masas o bolitas en los senos puede dificultar su exploración o incluso detonar falsas alarmas acerca de la presencia de un tumor. Si tienes este problema, el mejor consejo es seguir las tres sencillas reglas para lograr una tranquilidad verdadera: autoexploración mensual, estudios de imagen y consulta con un oncólogo.

Mito: El cáncer de mama siempre se presenta como un tumor palpable.

Realidad: En nuestro país, la gran mayoría de las mujeres buscan ayuda cuando detectan la presencia de una bolita en el seno. Sin embargo, ésta no es la única manera de diagnosticar la enfermedad. Los estudios de imagen, como la mastografía y el ultrasonido, tienen como objetivo detectar tempranamente la presencia de cáncer, o sea, cuando la enfermedad es tan temprana que no ha logrado formar una bolita. También existen variedades de la enfermedad en las que no se encuentra una bolita como tal, por ejemplo, la enfermedad de Paget o el carcinoma inflamatorio, los cuales se discuten ampliamente en otro capítulo.

Mito: El riesgo de tener cáncer de mama disminuye con la edad.

Realidad: La mayoría de los casos de cáncer de mama se presentan en mujeres de entre 40 y 60 años de edad —actualmente, y cada vez más frecuente, estamos diagnosticando mujeres más jóvenes, incluso menores de 30 años—. Esto hace pensar a mucha gente que, una vez cumplidos los 60 años, es improbable tener cáncer de mama. Contrario a esta creencia, la probabilidad de tener cáncer de mama aumenta considerablemente con la edad. Por cada ocho mujeres en nuestro país, una va a tener la enfermedad en algún momento de su vida. El riesgo según la edad es el siguiente:

Menor de 30 años	1 en 2212
30-40	1 en 235
40-50	1 en 54
50-60	1 en 23
60-70	1 en 14
70-80	1 en 10
80 en adelante	1 en 8

Mito: Las mujeres con senos grandes tienen más riesgo de tener cáncer de mama.

Realidad: Muchas mujeres con mamas pequeñas creen estar protegidas contra la enfermedad. Nada más alejado de la realidad. El tamaño de la glándula no guarda ninguna relación con el riesgo de cáncer. Un seno pequeño es mucho más fácil de palpar y un nódulo se detecta de manera más sencilla. Esta diferencia es quizá la única existente.

Mito: Usar sostén con varillas incrementa la posibilidad de tener cáncer de mama.

Realidad: Supuestamente las varillas metálicas del sostén impiden o dificultan el retorno linfático de la glándula mamaria, ocasionando que ciertas toxinas se acumulen causando cáncer de mama. Esto no tiene ningún fundamento científico. Se ha demostrado que el tipo de ropa interior y lo apretado de ésta no tiene ninguna relación con el desarrollo de cáncer de mama. Las varillas, sin embargo, sí ejercen una presión constante en el seno que puede producir dolor, principalmente en las mujeres, que tienen condición fibroquística de la mama.

Mito: Las prótesis (implantes) mamarias incrementan la probabilidad de cáncer de mama.

Realidad: Durante décadas se ha estudiado la relación que existe entre la colocación de implantes mamarios y el cáncer de mama. Hasta el momento no se ha encontrado un aumento en el riesgo, independientemente del material con el que se fabriquen las prótesis o si éstas se rompen en el interior. La vigilancia clínica y estudios de imagen no se ven impedidos por la presencia de implantes. Tampoco se ha encontrado un factor protector asociado. Es decir, aquella paciente que desarrollará un cáncer de mama lo hará independientemente de si tiene o no prótesis mamarias.

Mito: Los desodorantes y antitranspirantes causan cáncer de mama.
Realidad: Se han hecho una gran cantidad de estudios científicos intentando demostrar esto. Sin embargo, hasta el momento no se ha encontrado una relación directa entre el uso de desodorantes o antitranspirantes y la presencia de cáncer de mama. Si esto fuera cierto, todas las mujeres que usan estos productos desarrollarían la enfermedad. Evitar el uso de desodorantes no previene el cáncer de mama pero alejará a todos los que te rodeen.

Mito: La cafeína incrementa el riesgo de cáncer de mama.
Realidad: El café, el té y los refrescos de cola contienen unas sustancias llamadas xantinas. Se trata de estimulantes del sistema nervioso, pero también tienen efectos en otras partes del cuerpo, como las glándulas mamarias, en donde pueden ocasionar dolor importante (mastalgia). No existe ninguna relación demostrada entre la ingesta de xantinas y el desarrollo de cáncer de mama. Incluso hay algunos estudios que han intentado proponer a la cafeína como factor protector. Hasta el momento no hay datos concluyentes que apoyen esta teoría.

Mito: El uso de anticonceptivos hormonales causa cáncer de mama.

Realidad: El uso de la píldora anticonceptiva se popularizó en México durante la década de los sesenta. En aquel entonces la dosis de hormonas que contenían las pastillas anticonceptivas eran muy altas y el uso prolongado incrementaba el riesgo para desarrollar cáncer de mama. Con el avance en el campo de la farmacología, actualmente los anticonceptivos hormonales (píldoras, parches, inyecciones e implantes) contienen una cantidad muy pequeña de estrógenos y progesterona. Estudios serios demuestran que el riesgo para cáncer de mama no se ve afectado por el uso de estos medicamentos, incluso en pacientes que los han tomado por más de diez años. Lo que sí es un hecho es que mujeres que han padecido cáncer de mama no deben ingerir hormonas bajo ninguna circunstancia. Los anticonceptivos no hormonales —condón, diafragma, dispositivo intrauterino, espumas y geles espermicidas— no provocan el desarrollo de cáncer de mama. Es importante acudir con tu ginecólogo para determinar cuál es el método anticonceptivo más apropiado para ti e incluso alternar métodos cada determinado tiempo.

Mito: Amamantar puede producir cáncer de mama.

Realidad: No existe relación alguna entre la lactancia y el desarrollo de cáncer de mama. De hecho, la lactancia se considera un factor protector. Esto no quiere decir que las mujeres que lactaron no pueden tener cáncer de mama. Así como los factores de riesgo sólo representan una mayor probabilidad de padecer la enfermedad, los factores protectores sólo representan un riesgo menor. La leche materna nutre al recién nacido y le provee anticuerpos, que son importantes en el desarrollo de su sistema inmune sin debilitar a la madre. Queda a consideración de cada mujer la decisión de amamantar a sus hijos, sabiendo que al hacerlo no aumenta el riesgo de padecer cáncer de mama.

Mito: Es peligroso hacerse una mastografía antes de los cuarenta años.

Realidad: El tejido mamario de mujeres más jóvenes (menores de 40 años) es más denso y más aún si no han amamantado. Por lo tanto, los rayos x de una mastografía no alcanzan a penetrar este tejido y la visualización es muy deficiente. No existe ningún peligro de realizarse una mastografía en estos casos; más bien el estudio no nos aporta la información que requerimos. En estos casos recurrimos al ultrasonido mamario, que no es con base en radiación y que nos provee la información necesaria para determinar el riesgo de cáncer de mama. En algunas pacientes jóvenes con riesgo alto, podemos hacer mastografías con técnicas especiales que nos permiten evaluar el tejido mamario. Un oncólogo puede determinar con facilidad cuál es el estudio que se requiere y la mejor edad para realizarlo.

Mito: Una mastografía te expone a una cantidad peligrosa de radiación que puede causar cáncer de mama.

Realidad: Si bien es cierto que la mastografía utiliza radiación, ésta es tan pequeña que el riesgo de tener problemas es muy pequeño comparado con los enormes beneficios que nos da la imagen obtenida a través de este estudio. La mastografía puede detectar tumores que aún no son palpables; recordemos que mientras más temprano se detecte el cáncer de mama, mayores son las probabilidades de curación. En nuestro país existe muy poca cultura respecto a este punto. Muchísimas pacientes nunca se han realizado una mastografía, no tienen la disciplina de autoexplorarse y mucho menos acuden a un médico calificado para una revisión. No son extrañas entonces las altas cifras de mortalidad por cáncer de mama existentes en nuestro país. Si realmente queremos hacer la diferencia, tendremos que empezar por una conciencia de salud en nuestra población.

Mito: Una mastografía negativa significa que no debo preocuparme.

Realidad: A pesar de ser un estudio considerado como estándar de oro para el diagnóstico de cáncer de mama, la mastografía falla en detectar un pequeño porcentaje de tumores malignos en el seno. Por eso no dejo de hacer hincapié en que son indispensables los tres puntos de la rutina de detección: autoexploración, estudios de imagen y consulta con el oncólogo. A pesar de un reporte negativo en la mastografía, puede ser necesario realizar más estudios e incluso llevar a cabo una pequeña biopsia para garantizar un diagnóstico veraz. Esto no significa que la mastografía falla o que no sirve para el diagnóstico; significa que, como cualquier estudio, tiene un porcentaje de falsos negativos. El conocimiento y la experiencia de un oncólogo calificado pueden suplir esta falla.

Mito: Después de la menopausia no necesito autoexplorarme.

Realidad: Esta creencia es peligrosamente falsa. La menopausia sólo indica la terminación de la edad fértil en la mujer, nada más. Es muy importante conservar la rutina de autoexploración mensual, escogiendo un día fijo de cada mes, digamos, todos los días primero de mes. La palpación de seno en una mujer postmenopáusica es extremadamente sencilla, por lo que no hacerlo nos niega la valiosa oportunidad de detectar un problema a tiempo para resolverlo.

Mito: La terapia de reemplazo hormonal (TRH) para la menopausia no aumenta el riesgo de cáncer de mama.
Realidad: En un principio, los medicamentos usados para este fin contenían una gran cantidad de hormonas, incrementando el riesgo para el cáncer de mama. Hoy en día se manejan medicamentos con microdosis que tienen un incremento pequeño en el riesgo de cáncer de mama. Ahora bien, hay estudios concluyentes que demuestran que son muy pocas las mujeres con menopausia que requieren TRH; ante esto existe un abuso en la prescripción de estos medicamentos. Una gran parte de las mujeres recibe terapia de remplazo sin necesitarla. El especialista indicado para determinar la necesidad de hormonas, una vez llegada la menopausia, es el endocrinólogo (no el ginecólogo, como la mayoría de la gente cree). Pacientes que tuvieron cáncer de mama no deben recibir TRH.

Mito: El cáncer de mama sólo le da a mujeres.
Realidad: La inmensa mayoría de pacientes, en efecto son mujeres. No obstante, por increíble que parezca, los hombres también tenemos tejido mamario. Durante la adolescencia el efecto hormonal hace que en las mujeres crezcan y se desarrollen los senos, y en los hombres permanezcan como un órgano que no requiere desarrollo. Sin embargo, el tejido mamario en los hombres persiste, sin desarrollarse, latente. En un pequeño porcentaje de la población masculina se produce cáncer en este tejido. La palpación en la región mamaria del hombre es mucho más fácil que en la mujer, dado el escaso tejido que tenemos. La presencia de una masa obliga a bus-

car una opinión médica calificada de inmediato. Las proyecciones estadísticas calculan que aproximadamente 500 hombres serán diagnosticados con cáncer de mama este año en nuestro país y que aproximadamente una tercera parte de ellos morirán a causa de la enfermedad.

Mito: Un golpe directo en la glándula mamaria puede dar como resultado cáncer de mama.

Realidad: Éste es uno de los mitos que más frecuentemente escucho en la consulta. Muchas mujeres ponen énfasis en algún antecedente de un traumatismo (golpe) en la mama sucedido en el pasado, sobre todo cuando se enfrentan al diagnóstico de cáncer de mama y piensan que existe una relación directa. No hay fundamentos en esta relación. En algunas ocasiones, después de un golpe se produce una acumulación de sangre en el interior del seno, llamado hematoma, dicho hematoma, con el tiempo, forma una cicatriz que puede confundirse con un tumor, pero con un protocolo de estudio adecuado se llega al diagnóstico sin problemas. Otra condición rara se presenta cuando la grasa del seno se inflama y duele, ocasionando lo que los médicos llamamos *necrosis grasa* que representa una condición benigna y que en ningún caso tiende a malignizarse. Por lo general, los síntomas desaparecen en el transcurso de un mes.

Mito: La salida de líquido por el pezón es indicativa de cáncer de mama.

Realidad: Una de las condiciones más alarmantes para cualquier mujer es la salida de líquido por uno o ambos pezones. Hasta un 20 % de mujeres sanas puede experimentar salida de líquido blanquecino, transparente, amarillento o verdoso por los pezones. Hasta un 60 % de mujeres puede experimentar esto durante la autoexploración y no necesariamente quiere decir que tienen cáncer de mama y no debe ser motivo de angustia. Cuando este líquido es sanguinolento se considera anormal y deben de practicarse estudios para determinar su origen. Sólo 10 % de esos casos se asocian a cáncer de mama. Es importante ponerte en contacto con tu médico e informarle de estos cambios para que en conjunto determinen cuál es la mejor manera de abordar este problema.

Recuerda que ante cualquier duda es preferible consultar con un especialista en oncología.

Mito: Operar un tumor canceroso conduce directamente a la diseminación del cáncer de mama.

Realidad: Este es un mito parcialmente cierto. Hacer cirugía en un tumor maligno con malos criterios o mala técnica, indiscutiblemente condicionará la diseminación de células malignas en el organismo. Por eso la cirugía de estos tumores debe ser llevada a cabo por especialistas altamente entrenados en oncología, en cuyo caso no existe riesgo de diseminación. Además, una vez establecido el diagnóstico, debe empezarse un tratamiento adecuado encaminado a eliminar toda célula maligna que exista en el cuerpo, ya sea por medio de cirugía, quimioterapia o radioterapia. Muchos médicos creen que están capacitados para extraer un tumor con fines de diagnosticar un cáncer; al hacerlo, pueden perjudicar gravemente al paciente. De hecho, en muy contadas ocasiones se establece un diagnóstico por medio de cirugía. Existen actualmente técnicas de mínima invasión que por medio de pequeñas agujas pueden obtener tejido suficiente para establecer un diagnóstico, lo que deriva en una mejor planeación del tratamiento que cada paciente requiere, sin necesidad de agredir con una cirugía y, sobre todo, diseminar las células malignas.

Mito: Pacientes recién operados no deben acercarse a fuentes de calor como estufas y calentadores.

Realidad: Este mito es muy viejo y con un origen difícil de rastrear. Lo que puedo asegurar es que no existe peligro alguno si al poco tiempo de haber salido del hospital por una operación quirúrgica (mayor o menor) te acercas a una fuente de calor, cualquiera que ésta sea, siempre y cuando esta cercanía no sea tal que sufras una quemadura por contacto directo, claro está.

Mito: Los pacientes en recuperación de una cirugía no deben comer carne de puerco.

Realidad: Al igual que el caso anterior, no pude indagar el origen de esta aseveración, pero es una de las creencias más arraigadas en la población. En general, la carne de puerco es un alimento con alto contenido de grasa y poco valor nutricional, pero no tiene ningún efecto adverso en pacientes con cirugía reciente. Los mecanismos de recuperación y la velocidad de cicatrización no se ven influidos por este alimento. Un consejo adecuado es ser prudente con tu alimentación si te encuentras convaleciente de un procedimiento quirúrgico cualquiera.

Mito: El cáncer se debe a rencores acumulados.

Realidad: Este es un mito que no es exclusivo del cáncer de mama. ¿Cuántas veces hemos escuchado que "a cierta persona le dio cáncer por ser rencorosa"? Si esta afirmación fuera correcta, conozco a varias personas que deberían estar bajo tratamiento oncológico intensivo. Si bien es cierto que nuestro cuerpo produce diferentes sustancias con base en nuestro estado anímico, no existe evidencia científica demostrada que soporte que la acumulación de sentimientos de rencor genere los cambios celulares necesarios para producir un tumor maligno. En mi experiencia, tampoco he visto nunca a nadie que se cure de un cáncer con puro optimismo. Una actitud positiva durante el tratamiento oncológico reporta beneficios importantes en la respuesta física del paciente. Mujeres que reciben quimioterapia con mente abierta, sin prejuicios, presentan menos efectos secundarios. Asimismo, pacientes que al ser operadas tienen una postura optimista requieren de menos analgésicos y se reintegran más rápidamente a sus actividades que aquellas que toman una actitud pesimista y de sufrimiento. El cuerpo humano reacciona de formas diferentes con base en nuestra visión y actitud frente a las circunstancias.

Mito: El cáncer es una enfermedad contagiosa.

Realidad: Este mito cada vez se escucha menos, pero aún existen personas que creen que se trata de un padecimiento contagioso. El cáncer cervicouterino (CACU) se asocia directamente a la infección por virus del papiloma humano (VPH) y es considerado por la Organización Mundial de la Salud (OMS) como una enfermedad de transmisión sexual. Sin embargo, no todas las pacientes portadoras de VPH desarrollan CACU, lo cual implica que hay otros factores asociados. Éste es uno de los pocos ejemplos en los que se puede hablar de contagio con respecto al cáncer. Específicamente el cáncer de mama no se considera una enfermedad contagiosa y es perfectamente seguro convivir, estrechamente con pacientes, sin poner en riesgo nuestra salud. Muchos de nosotros, de hecho, convivimos diariamente con enfermos de cáncer sin saberlo.

Mito: El cáncer de mama es prevenible.

Realidad: A lo largo de mi carrera, he escuchado cientos de veces la frase: "prevención de cáncer de mama". He oído incluso a médicos de otras especialidades hablar acerca de este tema. De todos los mitos, quizá éste es el más absurdo. Si supiéramos cómo prevenir el cáncer de mama hace varios años que habrían salido campañas masivas para implementar un programa de prevención. Desafortunadamente no existe una forma de prevención. Se pueden eliminar ciertos factores de riesgo, pero eso no garantiza que la enfermedad no se presente. Tengo algunas pacientes que llevan un estilo de vida que puede considerarse como sano en extremo; su dieta es balanceada y sin conservadores, hacen ejercicio regularmente, no tienen sobrepeso, no fuman ni consumen bebidas alcohólicas, practican algún tipo de meditación o yoga y, al enfrentarse a la enfermedad, se preguntan "¿por qué?, si no hago nada que comprometa mi salud". Creo que a todos nos gustaría tener la respuesta a esa pregunta. Esto de ninguna manera significa que un estilo de vida descuidado e irresponsable sea justificable. Después de muchas horas reflexionando acerca de este punto he llegado a la conclusión de que llevar una vida sana relativamente junto con una disciplina de detección oportuna es el mejor camino para la tranquilidad.

Mito: El cáncer de mama es una sentencia de muerte.

Realidad: Este pensamiento fatalista es frecuente en pacientes diagnosticadas con cáncer de mama. Una buena parte de ellas ponen en orden sus asuntos legales y financieros, hacen testamento, arreglan diferencias pasadas con amigos y familiares y piensan que sus días están contados. Actualmente es mucho más probable sobrevivir la enfermedad que perecer a causa de ella, claro está, en manos expertas y con tratamientos adecuados para cada caso. La mortalidad se incrementa de forma directamente proporcional al grado de avance de la enfermedad, por lo tanto etapas más avanzadas son menos susceptibles de curarse. Por eso la intención más firme de este libro sembrar una semilla sobre la importancia de la detección temprana. Detectar un cáncer de mama en etapa temprana no garantiza su curación, pero definitivamente aumenta enormemente las posibilidades. Para la gran mayoría de las pacientes con cáncer de mama, la vida continúa en la forma en la que se encontraba al momento del diagnóstico. Esta enfermedad no debe representar sino uno más de los eventos que nos suceden a lo largo de nuestras vidas; no representa un castigo divino por un mal comportamiento ni tampoco es el final tormentoso de nuestra existencia.

Seguramente circulan por ahí algunos mitos que no se mencionan en este libro. He hecho una recopilación de los mitos que se escuchan con mayor frecuencia, y aquellos que generan una dosis masiva de ansiedad. Si has escuchado alguno que no aparece en esta sección, lo más prudente es consultarlo con un médico especialista en oncología y exponer todas las dudas que tengas al respecto. La sabiduría popular no es lo más acertado, por lo menos en lo que respecta a este tema. Es importante contar con información real cuando se enfrenta un problema real, ya que es imprescindible para tomar las decisiones correctas. El origen de la información es igual de importante que la información misma. Espero que estas líneas contribuyan de alguna manera a la erradicación de información dañina que pone en riesgo la salud física y emocional de personas que tienen que enfrentar esta enfermedad.

¿CUÁL ES TU PARTICIPACIÓN PARA **GENERAR UN CAMBIO?**

TAL VEZ PIENSES que eres sólo una gota en el mar, que lo que tú hagas no va cambiar sustancialmente las cosas; recuerda que ese mar no sería el mismo sin la gota faltante. Hacer conciencia es un trabajo de equipo, y a partir de hoy formas parte de este gran equipo. Todos conocemos personas afectadas por cáncer, pero nadie cree que a uno le vaya a suceder. Pensamos que eso es algo que le pasa a los otros, que por algún designio divino nosotros somos inmunes. Y no es así. El cáncer no respeta. Tú mejor que nadie lo sabes.

Si tú eres la persona afectada por cáncer de mama, tienes una responsabilidad vital con tu familia y con la sociedad. Tú conoces de primera mano esa avalancha de sentimientos contradictorios, las derrotas, los triunfos, los reveses, la lucha intensa, el dolor, la esperanza... es tu deber compartirlos y ayudar a otras personas para que lo puedan detectar de forma temprana. Has sentido en carne viva, a veces con dolor emocional y físico, este difícil camino, dando tan sólo un paso a la vez. Eres una triunfadora por el simple hecho de enfrentar con valentía esta batalla. Las probabilidades de convertirte en una superviviente son enormes. La información es poder y ahora tú tienes ese poder para generar un cambio. Eres la portadora de conocimientos y experiencias que resultan de un valor incalculable para los demás. No tengas miedo, cuéntale al mundo tu historia. Empieza por tus hijas, tu madre, tus sobrinas, tus primas, tus hermanas, tus tías... no te detengas ahí. Todos los días convives con mujeres que necesitan saber lo que te pasó, necesitan hacer conciencia y cambiar sus viejos e inútiles conceptos. Puedes integrarte a un grupo de apoyo para dar fortaleza a las personas que están empezando el proceso. También puedes escribir y dar a conocer tus vivencias, me encantaría que en próximas ediciones de este libro leyéramos tu historia.

Ya que has llegado a esta parte del libro, ahora sabes que el cáncer de mama no distingue edad, sexo, raza, cultura, estilos de vida, condición socioeconómica ni credo religioso. En ti, la enfermedad está o estuvo presente, pero en tus hijas, hermanas, sobrinas, primas, amigas y conocidas puede estar latente; es aquí donde tienes que intervenir enérgicamente para informarles acerca de la importancia de la detección temprana. Haz lo que sea necesario para que otras mujeres no tengan que vivir lo que tú y tu familia han pasado. Ahora tienes información valiosa que puede salvar muchas vidas. Es tu obligación compartirla, ser la punta de lanza que genere un cambio.

Si por el contrario, eres una persona cercana a la paciente, sabes lo que es estar del otro lado, la angustia que genera que un ser querido transite por este camino. Aparte, has vivido tu propio duelo y experimentado sentimientos muy fuertes. Es probable que esa persona querida aún se encuentre junto a ti. Puede ser que hayas leído este libro porque has perdido a alguien. En ambos casos, tienes la gran misión de divulgar la información que hoy posees, de poner tu granito de arena para que no tengamos que lamentar otra muerte.

Me gustaría proponerte este decálogo:

I. El cáncer de mama no es una sentencia de muerte.
II. Hay diferentes tipos de cáncer de mama.
III. Existen diferentes etapas y mientras más temprana, mayor probabilidad de curación.
IV. Al momento no existe prevención efectiva.
V. La autoexploración es una herramienta útil y confiable para detectar problemas.
VI. El oncólogo es el especialista dedicado a la salud de las glándulas mamarias y una visita regular puede evidenciar alteraciones de forma oportuna.
VII. Los estudios de imagen son de gran utilidad para el diagnóstico en etapas tempranas.
VIII. La información específica en cada caso es indispensable para tomar decisiones.
IX. Existen diversas opciones de tratamiento y no son tan terribles como se piensa.
X. Una actitud positiva y una mente abierta son tu gran aportación al tratamiento.

No esperes a que sea demasiado tarde, puedes arrepentirte. Aquí y ahora es cuando debes difundir este mensaje. Hagamos un equipo fuerte y sólido. Unamos nuestras manos y luchemos juntos. Estoy seguro de que el cambio puede lograrse. Ahora también depende de ti.

NOTA FINAL

A TODAS LAS MUJERES

A TODAS LAS SOBREVIVIENTES:

Hoy te despiertas y ves la vida de una forma diferente. Percibes cosas que antes de la enfermedad no notabas. Respiras y sientes la entrada de aire en tus pulmones como un recordatorio de que estás viva. Ves crecer a tus hijos o quizá a tus nietos y sientes orgullo y placer de poder estar ahí, para ellos. Tus logros personales, laborales y familiares se disfrutan doblemente. Eres un ejemplo de vida, de que no hay derrota cuando peleas con fuerza y convicción. Hoy entiendes la fragilidad de la existencia, la sutil diferencia entre la vida y la muerte. Hoy estás aquí, pero ya no eres alguien indiferente. Sabes lo que se necesita para vencer.

A TODAS LAS QUE ESTÁN EN EL CAMINO
DE LOS TRATAMIENTOS:

Sé que estás pasando por momentos difíciles y que la incertidumbre es una constante en tu vida. ¡Ánimo! No se puede acelerar el proceso. Recuerda que paso a paso se llega lejos. Pon lo mejor de tu parte y verás que pronto se habrá terminado todo. No pierdas la fuerza ni la esperanza que te han traído hasta aquí. Apóyate en tus seres queridos y dedica un tiempo diario a consentirte. Se vale, de cuando en cuando, que te enojes o desesperes, que llores y quieras salir corriendo, lo que no se vale es dejar de luchar.

A TODAS LAS MUJERES
QUE NO LOGRAN SUPERAR LA ENFERMEDAD:

Para todos en este mundo, el camino de la vida termina con la muerte. Como cualquier evento, la muerte tiene que ser digna, a fin de cuentas es la culminación de nuestras vidas. Nadie sabe cuándo y dónde sucederá. Lo que sabemos es que eventualmente llegará. La muerte no es una derrota ni cosa que se le parezca. Reconócete por haber peleado con fuerza y no te desanimes por haber encontrado un rival más fuerte. Cuando llegue el momento, te deseo que estés con tus seres queridos, rodeada de amor y de bendiciones, y que tu partida deje una profunda enseñanza en este mundo.

A TODAS LAS MUJERES
QUE HAYAN ENFRENTADO EL CÁNCER DE MAMA:

Recibe mi reconocimiento como una persona valiente, fuerte, entregada y sensible. Te felicito por dejar atrás los miedos y haber atravesado estas aguas turbulentas. Te admiro porque has logrado llegar a la meta, cualquiera que esta sea.

Con todo mi respeto,
Gerardo CASTORENA

Espero tus comentarios de este libro a:
20respuestascancerdemama@gmail.com

20 respuestas para cáncer de mama de Gerardo Castorena
se terminó de imprimir en septiembre de 2010
en World Color Querétaro, S. A. de C. V.
Lote 37, fraccionamiento Agro-Industrial La Cruz
C. P. 76240, Villa del Marqués, Querétaro
•
Yeana González, coordinación editorial;
César Gutiérrez, editor; Alejandro Albarrán, Tomás Aranda
y Soraya Bello, cuidado de la edición; Emilio Romano,
diseño de cubierta; Antonio Colín, diseño de interiores